吕光荣

学术思想及临证经验

——慢性心力衰竭（心水病）的诊疗

赵荣　谢健◎主编

全国百佳图书出版单位
中国中医药出版社
·北　京·

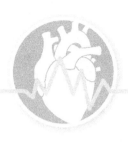

图书在版编目（CIP）数据

吕光荣学术思想及临证经验：慢性心力衰竭（心水病）的诊疗 / 赵荣，谢健主编 . —北京：中国中医药出版社，2024.6

ISBN 978－7－5132－7146－2

Ⅰ. ①吕…　Ⅱ. ①赵… ②谢…　Ⅲ. ①中医临床—经验—中国—现代　Ⅳ. ① R249.7

中国版本图书馆 CIP 数据核字（2021）第 170788 号

中国中医药出版社出版
北京经济技术开发区科创十三街 31 号院二区 8 号楼
邮政编码　100176
传真　010-64405721
北京盛通印刷股份有限公司印刷
各地新华书店经销

开本 710×1000　1/16　印张 8.5　字数 125 千字
2024 年 6 月第 1 版　2024 年 6 月第 1 次印刷
书号　ISBN 978－7－5132－7146－2

定价　39.00 元
网址　www.cptcm.com

服务热线　010-64405510
购书热线　010-89535836
维权打假　010-64405753

微信服务号　zgzyycbs
微商城网址　https://kdt.im/LIdUGr
官方微博　http://e.weibo.com/cptcm
天猫旗舰店网址　https://zgzyycbs.tmall.com

如有印装质量问题请与本社出版部联系（010-64405510）

编委会

主　编： 赵　荣（云南中医药大学）
谢　健（云南省中医医院）

副主编： 吕　允（云南中医药大学）
罗　诚（云南省精神病医院）
李焱风（云南中医药大学）
杨　隽（云南省中医医院）
郝敬红（云南中医药大学）

编　委：（以姓氏笔画排序）
邢利威（云南中医药大学）
朱　珠（宣威市中医医院）
任泽琴（大理大学第一附属医院）
庄海娜（云南中医药大学）
汤　薇（昆明市中医医院）
李　莉（荆州市中医医院）
李金艳（弥勒市中医医院）
杨泽冠（大理护理职业学院）
汪袁凤（曲靖市中医医院）
陈洪熙（云南中医药大学）
罗莹静（云南省中医中药研究院）
岳显武（云南省滇东北区域中心医院）
赵　冬（昆明市卫生健康委员会）
夏春林（云南中医药大学）
钱　婧（宣威市中医医院）
徐金龙（云南省妇幼保健院）
黄　梅（昆明市中医医院）
赖明星（云南大学附属医院）

主　审： 吕光荣（云南中医药大学）

序　言

2000年我从北京来到云南中医学院（2018年更名为云南中医药大学）读硕士研究生，成为刘楚玉、吕光荣教授的学生，开始了与吕光荣教授一生的师徒情谊。

一、震惊后的折服

作为当时云南中医学院建校以来第一个也是唯一一个北京籍的学生，我曾在北京多家大医院见习、实习，见识并了解过多位全国知名的中医专家，入学时我已经在北京工作5年，也晋升为主治医师了，而且在医院也小有名气。来云南求学，起初是抱着沉淀、自我提升的目的，对于吕光荣教授的了解并不深入。然而当我在临床跟诊吕光荣教授时，亲自见证了他用纯中医方法救治患者，在震惊之后，是对他高超医术的彻底折服。吕光荣教授当时出诊的医院是学校的附属中医院，医院很小，设备也很简陋。吕光荣教授主要擅长治疗心脑血管疾病。一次一个来就诊的患者在候诊时去卫生间，突然晕厥摔倒，吕光荣教授查看患者后，就在卫生间内果断采用针灸疗法施治，在持续行针3分钟后患者苏醒，他告知患者，初步考虑为中风，开出中药处方，并叮嘱患者去做相关检查，患者后来被诊断为脑梗死，未遗留任何神经缺损症状。来找吕光荣教授的很多老患者都是慢性心力衰竭，很多都是在西医院诊断为慢性心力衰竭D期，心功能Ⅳ级，被告知没有更好的治疗方法的。吕光荣教授在临床上针灸、中药并用治疗心力衰竭患者，同时会根据患者的具体情况，编制适合患者的简单导引动作。在治疗的过程中，会根据患者的病情变化，逐步减少强心剂和利尿剂的使用。在我跟诊的2年间，许多被预判只有半年生存期的慢性心力衰竭患者无1例死亡。吕光荣教授救治急危重症患者时的从容与胸有成竹，让我对中医大家的认识更加具体而生动起来，从此，“胆大、心细、行方、智圆”成为我在毕生医学实践中的追求与目标。

二、钦佩后的跟随

成为吕光荣教授的学生至今已有21年，吕光荣教授严谨的治学精神，简朴的生活方式，满负荷的工作强度，让我在钦佩之余，无数次躬身反省，而后跟随吕光荣教授的脚步继续前行。吕光荣教授著作等身（真的是堆起来比人高），总字数超过千万字，但所有著作，他必躬身亲为，必逐字逐句斟酌审阅，即便赶不上出版进度，也从不敷衍。认识吕光荣教授21年，从未见过他穿新衣新鞋，曾有一次碰巧在老师家赶上他们一家人吃晚饭，桌上一碗小瓜、一碗蔬菜、一碗腊肉，这一幕永远印在我的脑海里。吕光荣教授不抽烟、不喝酒、不打牌、不养花、不养宠物、不收藏、不爱旅游、不爱运动，每日白天除了门诊、临床带教、上课，就是习练导引，晚上看过新闻后，就是读书、记笔记、写书，几十年如一日，他书房的灯从未在11点之前熄灭过。滴水石穿，绳锯木断，吕光荣教授就这样在岁月的流逝中，靠一点一滴的累积，形成了独特的学术思想，拥有丰富的临证经验，彰显了一个真正专研学术、醉心研究的学者风范，成为我们学习的榜样。

三、仰慕后的坚定

吕光荣教授对待患者和学生永远都是耐心和蔼的，他的脸上永远都带着微笑，语音总是不高不低，神情永远都是专注和坚毅。在患者面前，他给予的总是安慰和鼓励，他会根据患者的具体情况，制定简易的导引方法，一两个动作，每天练习几分钟，总是有效。一位省内知名的数学专业的教授曾感慨地对我说：“现在每天晚上我按照吕光荣教授所传授的摩腹法，几分钟就可以入睡，睡眠质量好了许多。”在学生面前，他给予的总是赞赏和宽容，跟随吕光荣教授21年，我从来没有见过他批评学生，即便我们做错了，他也只是给出建议，给出时间，让我们重新去做好。对待别人，他从来没有要求，即便是我们这些学生偶尔的拜访，他都告诫我们不许带礼物。在学术面前，他却坚持、坚定、尖锐，他总是旗帜鲜明地提出自己的观点，引经据典加以佐证，从不因观点的持有者是谁而退步或附和。他说观点因争论而完善，学术因争鸣而推进。2003年吕光荣教授入围中国工程院院士第二轮有效人选，虽然最后没有入选，但他却没有因此而停下耕耘的脚步，他依旧坚持每周5个门诊，依旧坚持临床带教，依旧坚持每日在深夜著书立说，依旧尽可能抽时间参加各类学术讲座，把他的学术思想和临证经验传授给更多的人。

人生何其有幸，能遇到如此恩师，吕光荣教授于我，像灯塔、像指明灯、像高山，无时无刻不引导我、激励我，让我一次次在困惑中坚定信念，在彷徨中坚定梦想，继续行走在中医之路上。我坚信，虽然我们可能穷极一生都无法企及吕光荣教授的高度，但我们希望通过总结他的学术思想和临证经验，在中医发展之路上传承精华，守正创新，成为中医药事业的建设者。

赵 荣

2023年8月

目 录

第一章

医家小传及学术思想

第一节　医家小传

一、基本情况

吕光荣，男，1943年2月生，汉族，云南昭通人，中共党员。国家级突出贡献的科学技术管理专家（简称“国突”专家），国务院政府特殊津贴专家，博士研究生导师，第五、第六批全国老中医药专家学术经验继承工作指导老师，曾入围2003年中国工程院院士增选有效候选人，云南省重点学科中医内科学原学术带头人及硕士学位点原负责人。曾任云南中医学院（现云南中医药大学）教务处副处长、附属医院院长、云南中医学院副院长、正厅级巡视员。曾兼任中国老年学会理事，中国健身气功协会常务理事，云南省科学技术协会第四、第六届理事会理事，云南民族民间医药研究会会长，云南省老年学会副理事长，云南省老教授协会副会长，云南中医学院老教授协会会长等职。

二、学习工作经历

1961—1966年毕业于云南中医学院；

1966—1970年在云南中医学院从事教学和临床工作；

1970—1977年在云南省第一人民医院中医科从事临床工作；

1977—2003年在云南中医学院从事临床、教学和科研工作；

2003年至今在昆明市盘龙区北城中医门诊部、云南省中医医院、云南中医药大学门诊部从事中医临床工作。

三、学术渊源

吕光荣教授幼承家学，从1956年开始，受儒医外祖父秦友仪先生家传，师从母亲秦世凤学习中医、中药、针灸，至今在中医药领域已经耕耘65载（图1），在一甲子的岁月中一直致力于中医药教学、临床和科学研究，取得了丰硕的成果。主编出版著作25部，发表论文40余篇。其高超的医术吸引了大批“洋学生”，至今已带教来自美国、法国、日本、韩国、加拿大、比利时等十多个国家的留学生500余人，多次应邀到法国讲学，其事迹及成就先后多次被《健康报》《云南日报》《昆明日报》《云南法制报》《云南信息报》《春城晚报》等多家媒体报道，云南电视台将其作为“科技精英”做专题报道。2004年6月中央电视台“中华医药”栏目播出吕光荣教授带教外国留学生的节目，《昆明日报》也曾在“科技专家”专栏中作过报道，吕光荣教授被媒体称为“中医大家”“硕果累累”，在云南、台湾乃至欧洲的中医界，都享有较高的社会声誉。

（一）吕光荣教授学术流派传承图

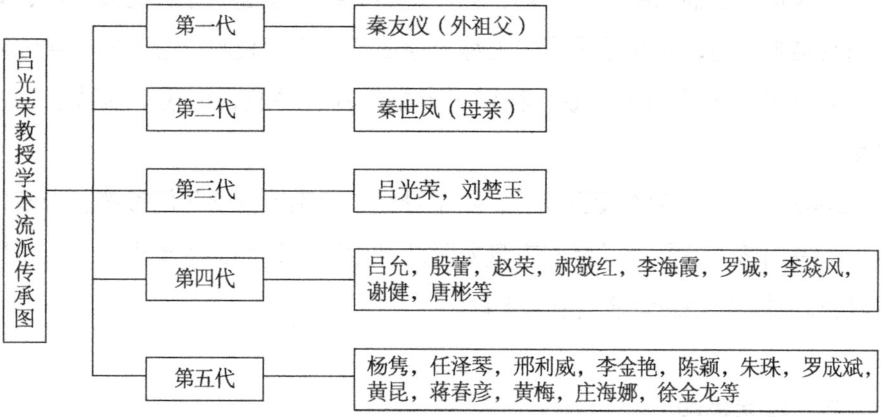

图1　吕光荣教授学术流派传承图

（二）学术思想形成过程

吕光荣教授自13岁起跟随外祖父辨识各种中药，师从母亲秦世凤学习中医，探究中药单方对疾病的疗效。典型的是用心不干（地方用药）治疗胃病、用半夏治疗干噎症（呃逆）、用火针治疗各种痹证，开启了中医临床的探索与实践之路。

1961年，18岁的吕光荣由高中升入大学时被查出血压偏高（后被诊断为青春期紧张综合征），自此开始习练气功，钻研气功，后来编制各类健身气功传授给周围的人，强身健体。

1966年，吕光荣毕业于云南中医学院，经过大学5年的系统学习，奠定了扎实的中医基础理论功底，毕业后留校从事中医内科的教学和临床工作。

1970—1977年，吕光荣调入云南省第一人民医院中医科，从事门诊和病房工作，在这7年中，他接触了大量的患者，对心脑血管疾病产生了浓厚的兴趣，在临床实践中，他深深体会到作为一名中医应当“三通一会”，即通中药、通针灸、通气功，会西医。在这个时期，他初步形成了中医综合治疗心血管疾病的学术思想。

1977—2003年，吕光荣教授调回云南中医学院，从事中医教学、临床和科研工作。相继任教务处副处长、附属医院院长、云南中医学院副院长、正厅级巡视员。在临床中应用中药、针灸、导引综合疗法治疗各类慢性病、老年病及疑难杂症，尤其是采用中医综合疗法治疗心力衰竭、心绞痛等急危重症，取得了显著的临床疗效，积累了丰富的临证经验，形成了独特的学术思想。

2003年，吕光荣教授退休后，除了继续在云南中医学院门诊部、云南省中医医院出诊，还开办了昆明市盘龙区北城中医门诊部，每周出诊5天，疗效显著，很多外地患者慕名前来求诊。

四、学术影响

（一）著作

1.《中医心病证治》

该书1978年12月由云南人民出版社出版，首次发行13.8万册，超过新中国成立以来出版的云南人写的中医著作册数的总和，并远销联邦德国、瑞士、日本等国及港澳地区，成为第一本销往国外的当代云南人写的中医书籍。陕西中医学院将《中医心病证治》列为高校师资班教学参考书，北京中医学院的任应秋教授将它选作研究生教学参考书，陈可冀院士说："我看了这本书，才聘请吕光荣为《中国传统老年医学文献精华》的编委。"（引自《"酬尽心中豪情志"——记吕光荣副教授勇攀医学高峰的事迹》，1989 年 11 月 30 日发表于《云南日报》）

2.《中医内科症治学》

该书 1982 年由台湾中央图书馆（编译馆）出版，正中书局发行，被作为台湾地区大学用书。

3.《中国气功辞典》

该书 1988 年 9 月由人民卫生出版社出版，被评为"本书的出版，填补了气功学科的空白，具有较高的社会效益和一定的经济效益"。1995 年更名为《气功大辞典》，由台湾故乡出版社出版，被誉为"中国第一部最详尽最权威的气功辞典"。

4.《中国气功经典》

该书 1990 年 9 月由人民体育出版社出版，由时任国家体育运动委员会主任伍绍祖同志作序，作为 1990 年亚运会重点献礼书。

（二）新闻报道

1. 1989 年 6 月 11 日《昆明日报》在头版以《弘扬国粹有来人——记云南中医学院副教授吕光荣及其伙伴》为标题进行报道。

2. 1989 年 11 月 30 日《云南日报》以《酬尽心中豪情志——记吕光荣副教授勇攀医学高峰的事迹》为标题进行报道。

3. 1990 年 4 月 12 日《春城晚报》以《气功理论研究谁家领先——我省吕光荣、吴家骏捷足先登》为题进行报道。

4. 2003 年 8 月 20 日《云南法制报》以《中医大家吕光荣》为题进行报道。

5. 2004 年 6 月 11 日《昆明日报》以《法国洋中医昆明拜名医》为题对吕光荣教授进行报道。

6. 2007 年 11 月 23 日《云南信息报》以《谢绝淘金只想搞学术》为题对吕光荣教授进行报道。

7. 2013 年 9 月 3 日《云南日报》以《吕光荣教授和他的洋学生》对吕光荣教授进行了报道。

五、学术成果

吕光荣教授主持或参与完成多项各级科研课题，发表论文 40 余篇，主编出版著作 24 部，总计 1000 余万字，其中有 4 部著作在台湾出版发行。其代表性著作及论文见表 1 和表 2。

表 1　吕光荣教授主要著作一览表

序号	作者	著作名称	出版社	出版时间
1	吕光荣	中医心病证治	云南人民出版社	1978 年 12 月第 1 版
2	吕光荣	中医老年病防治	云南人民出版社	1981 年 9 月第 1 版
3	吕光荣	中医脑病证治学	科学技术文献出版社	1987 年 10 月第 1 版
4	吕光荣	中国气功辞典	人民卫生出版社	1988 年 9 月第 1 版
5	吕光荣	气功学基础	人民卫生出版社	1989 年 12 月第 1 版
6	吕光荣	中国气功经典（系列丛书，共计 11 册）	人民体育出版社	1990 年 9 月第 1 版
7	吕光荣	炁　功	台湾富春文化事业股份有限公司	1995 年出版（繁体字本）
8	吕光荣、刘楚玉	中医内科症治学（大学用书）	中央图书馆（编译馆）出版，正中书局发行	1982 年第 1 版
9	吕光荣	中医内科证治学	人民卫生出版社	2001 年 10 月第 1 版
10	吕光荣、楼羽刚、吴家骏点校	道藏气功书十种	中医古籍出版社	1987 年 12 月第 1 版
11	吕光荣	《滇医汇讲》——国庆 60 周年优秀论文集	云南科技出版社	2009 年 11 月第 1 版

续表

序号	作者	著作名称	出版社	出版时间
12	吕光荣、刘楚玉	气功知识百问	人民卫生出版社	1991年2月第1版
13	吕光荣、刘楚玉	中医脑病证治	台北南天书局	1989年1月出版
14	吕光荣	中华大典·卫生典·气功总部	巴蜀书社	2015年10月第1版
15	吕光荣	中华大典·卫生典·环境总部	巴蜀书社	2015年10月第1版
16	吕光荣	中华大典·卫生典·人物总部	巴蜀书社	2015年10月第1版
17	吕光荣	中华大典·卫生典·通论总部	巴蜀书社	2015年10月第1版
18	吕光荣	理　学	云南科技出版社	2018年12月第1版

表2　吕光荣教授发表主要论文一览表

序号	作者	论文名称	杂志名称	发表时间
1	李海霞，王阶，吕光荣等	浅论病与证	辽宁中医杂志	1980年
2	王阶，李海霞，吕光荣，等	《黄庭中景经》注说	云南中医学院学报	1985年
3	汤小虎，吕光荣，梁晓鹰	真心痛的综合治疗研究	云南中医学院学报	1992年
4	吕光荣，刘楚玉，吕允，等	针刺治疗老年心律失常研究	云南中医学院学报	1993年
5	吕光荣，刘楚玉，吕允，等	论经络	云南中医学院学报	2000年
6	吕光荣，刘楚玉，吕允，等	论中医是数理医学	云南中医学院学报	2000年
7	吕光荣，刘楚玉，吕允，等	一氧化氮在哮喘发病机制中的作用及治疗应用	云南中医学院学报	2001年
8	吕光荣，刘楚玉，吕允，等	电针对心肌缺血再灌注损伤家兔心功能的保护作用	云南中医学院学报	2002年

续表

序号	作者	论文名称	杂志名称	发表时间
9	杨明星，吕光荣，刘楚玉	吕光荣对应法治疗心律失常经验撷萃	江苏中医药	2003 年
10	马玉，吕光荣，刘楚玉	吕光荣教授整体对应疗法治疗心系疾病经验介绍	新中医	2003 年
11	李海霞，王阶，吕光荣	试论中医整体学说	云南中医学院学报	2003 年
12	张维骏，吕光荣	试论中医整体学说（上）	云南中医学院学报	2003 年
13	赵荣，刘楚玉，吕光荣，等	针刺对去势雌性大鼠血脂的影响	上海针灸杂志	2003 年
14	吕光荣，吕允，刘楚玉	针刺治愈癔症性运动障碍 1 例	北京中医药大学学报（中医临床版）	2003 年
15	高雅，刘楚玉，吕光荣	骨质疏松与细胞因子	中国民族民间医药	2004 年
16	罗诚，吕光荣	论中医是数理医学及学科建设问题	云南中医学院学报	2004 年
17	赵荣，刘楚玉，吕光荣	吕光荣教授针刺治疗缺血性心脏病 62 例	云南中医学院学报	2004 年
18	张维骏，吕光荣	浅述六经辨证研究之状况	云南中医学院学报	2004 年
19	赵荣，刘楚玉，吕光荣	针刺对去势雌性大鼠创伤后感染的影响	针灸临床杂志	2004 年
20	罗诚，吕光荣	针刺对去势雌性大鼠血清骨钙素的影响	上海针灸杂志	2004 年
21	熊萦哲，吕光荣	论中医形神	云南中医学院学报	2005 年
22	马玉娟，吕光荣，刘楚玉	吕光荣治疗心源性水肿 30 例总结	实用中医药杂志	2005 年
23	李海霞，王阶，吕光荣	心绞痛综合治疗与单纯中药治疗比较研究	中国中医药信息杂志	2005 年
24	杨明星，吕光荣，刘楚玉	眼针治疗阵发性室上性心动过速 120 例的即时疗效观察	云南中医学院学报	2005 年

续表

序号	作者	论文名称	杂志名称	发表时间
25	吕光荣，刘楚玉	中医非文化论（一）	中国民族民间医药	2005 年
26	汤小虎，吕光荣，梁晓鹰	痰喘消胶囊治疗慢性阻塞性肺疾病痰热瘀阻证的临床观察	云南中医学院学报	2006 年
27	吕光荣	中医非文化论（二）	中国民族民间医药	2006 年
28	吕光荣	中医非文化论（三）	中国民族民间医药	2006 年
29	吕光荣	中医非文化论（四）	中国民族民间医药	2006 年
30	吕光荣	中医非文化论（五）	中国民族民间医药	2006 年
31	李海霞，王阶，胡元会，何庆勇，郭来，吕光荣，赵凤鸣	不同地域血瘀证患者理化检查结果比较研究	中国中医药信息杂志	2007 年
32	罗诚，吕光荣	吕光荣教授治疗抑郁症经验介绍	新中医	2009 年
33	李锦鸣，吕允，郝敬红，赵荣	吕光荣教授针药并用治疗慢性心力衰竭临床经验探析	针灸临床杂志	2013 年
34	赵荣，宋勇	吕光荣教授应用马钱子治疗痛证经验探析	时珍国医国药	2015 年
35	顾洁斌，严冬，张丽	吕光荣教授针药气功联合治疗肺胀经验介绍	中国民族民间医药	2019 年
36	李焱风，罗诚，吕光荣	吕光荣教授运用丹参百合饮联合针刺治疗心系疾病的思路	云南中医学院学报	2020 年
37	李焱风，罗诚，吕光荣	吕光荣教授针药并治肾系疾病验案浅析	云南中医中药杂志	2021 年
38	杨隽，王耀武，朱建平，李焱风，吕光荣	基于数据挖掘的名老中医吕光荣教授治疗男性不育症用药规律研究	云南中医学院学报	2022 年

第二节　学术思想

吕光荣教授在中医药领域耕耘65载，在中医学理论、临床特色诊疗技术、中医学传承教育、中医文化传播等领域作出了卓越贡献。

一、提出“中医是数理医学”的学术思想

吕光荣教授认为中医是数理医学，即以数学加一倍法，哲学合二而一，数学减一倍法，哲学一分为二为基础，形成理学、整体论及阴阳、五行、气化学说。以理学为认识论，研究人体生理病理，指导临床诊断辨证和预防治疗。中医学学科体系是在以理学为认识论的基础上，拓宽了中医基础理论，发展了以数学、哲学、人学为基础，研究人及其本质、人与自然、人与社会的相互关系。因此，数学、哲学、人学为中医学基础学科；藏象、经络、中药、方剂、针灸、推拿、气功、导引为中医学的技术学科；内、外、妇、儿等为中医学的应用学科。这样就形成了中医学较为完善的学科构成体系，包括基础学科、技术学科和应用学科。

二、构建特色鲜明的中医诊疗体系

在临床上，吕光荣教授提出“辨病而后再辨证论治”，形成特色鲜明的中医诊疗体系（图2）。

1. 吕光荣教授在《中医心病证治》中就明确提出，在中医临床诊疗思维中，应先辨病而后再辨证论治。

2. 构建了完整的中医药传统特色鲜明的中医临床诊疗体系图。诊断上明

确症、病、证三者的递进关系，有机结合西医学的知识；治疗上以证为核心，分层治疗，建立中药、针灸与气功导引三位一体的综合治疗体系。

3. 分层治疗突出治疗的针对性。重病（如心力衰竭），以针灸为主，中药、气功并用；已病，中药、针灸和气功并用，择其一为主要治疗方法（根据患者的疾病、体质、性格等具体情况）；未病（有症状，没有现代临床诊断依据）以气功导引为主，中药、针灸为辅。

4. 中药、针灸、气功导引综合治疗体系特色鲜明。中药治疗遵循辨证用药，经方为主，辅以时方，少量参考现代中药药理研究。一病一人一法，宜汤、宜散、宜丸，因人而异。针灸治疗注重整体调节，针刺为主，辅以灸法、拔罐法。针法以辨证归经为主，循经取穴，借鉴西医学的解剖知识，恰当施用手法。气功导引以实现身体稳态为目的，方法以“三调”（调身、调气、调神）为主，辨证制功，一病一人一功，动静因病因人而异，简便易行。

三、在教材编写体例中突出中医临床思维

吕光荣教授对中医内科学的文献进行了全面系统地研究，发掘整理中医内科学学术成就，结合临床，躬身实践，率先提出“辨病而后再辨证论治”，在《中医内科学》教材的编写体例中，以脑、心、肝、脾、肺、肾病证等为纲，病、症、证为目。其编著的《中医内科证治学》按照定义、源流、病因病理（机）、证候特征、现代意义、诊断、鉴别、辨证论治、预后预防的顺序为体例，体现了中医的临床思维。

四、倡导“三通一会”的中医诊疗思维

吕光荣教授提出在临床应用中药、针灸、气功综合治疗，以提高疗效，节约卫生资源，降低医疗成本。针对以往社会上对气功认识混乱的现象，对气功进行了科学定位，第一次在国内对气功学文献进行了较系统地整理和研究。以整体论为基础，应用观测研究法研究气功，说明气功是中医临床治法之一，旨在调节形神（心身），提出了气功临床辨证施功的原则。在其主编的《中国气功辞典》《中国气功经典》中，科学地阐述了气功理论，普及气功知

识，较全面系统地整理发掘了气功学文献并加以提高。

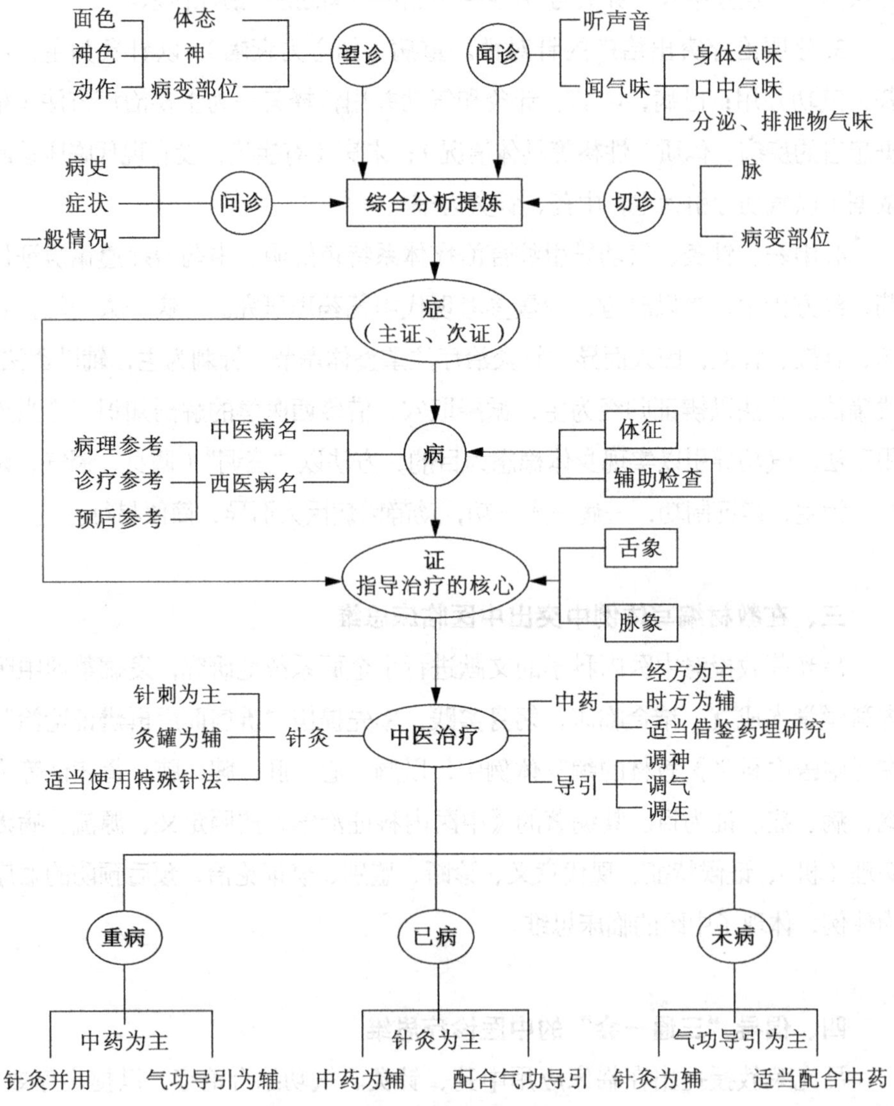

图 2　中医特色临床诊疗体系示意图

（吕光荣　赵荣　庄海娜　赖明星　黄梅　郝敬红）

第二章

对慢性心力衰竭（心水病）的认识

中医诊疗注重系统化和个体化，这是中医诊治疾病的优势之一，也是中医诊治规律难以掌握的关键所在。一般而言，医师经验越丰富、感悟能力越强，疗效也越好，但通常也难以被复制、传承，这在名老中医群体中尤为明显。名老中医诊疗经验是实践与理论、个体与群体经验结合的精华，因此对其进行系统地整理和总结，对有效指导临床工作，具有重要现实意义。

吕光荣教授治疗心水病，思路严谨，方法独特，经验颇丰，首倡先辨病后辨证，在中医整体观指导下综合运用中药、针灸、气功三位一体疗法进行防治。本章主要从吕光荣教授对整体观认识、运用整体观治疗心水病及西医学对慢性心力衰竭的认识三个方面进行阐述。

第一节　整体观的认识

整体指天地间事物生成结构和现象运行演化的总和，自然生成物、人体形神、社会结构及其演化，或多系统合而为一称为整体。以象数观察分析认识天地间万事万物，将整体观察研究之所得，论述天地间自然生成物、人工组合物及其演化规律的学问，称为整体论。

整体论以阴阳、五行、气化学说认识天地间万事万物，论述其性、位、方向、结构及其演化规律。整体论分体用，以自然原型，或象数观测研究对象为整体论之体；以体之理，认识事物的性位演化为用。以整体认识自然生成物和社会结构演化规律从《易经》开始，如乾为天，天为自然原型，高天在上为乾之体；以乾为天，高天在上之理，观测人与自然社会，“乾为天，为圜，为君，为父，为玉，为金，为寒，为冰，为大赤，为良马。”（《周易·说卦传》）为乾之用，墨子继之，以形数为法，分析认识事物。“体，分于兼也”“体，若二之一，尺之端也。”（《墨子·经说上》）其所述之体，即整体。由两部分组成，分之为二，合之为一体。“一尺之棰，日取其半，万世不竭。”（《庄子·天下》）说明整体减一倍，再以其中一倍，再减……也是从整体认识事物。棰即为整体，日取整体的二分之一，又二分之一，万世也取不尽。从象数整体观察事物，定事物结构和演化规律。以后各家认识事物，常体用合一，以体之理，用于术。将自然社会事物作为统一的整体，认识整体结构及其结构与结构之间的相互作用；整体与局部关系，及局部下一层次，再下一层次……还要认识整体及其结构演化的自然社会因素。尤其自然天成之事物，含万物之灵的人。认识人，以人体形神及影响形神生理病理的因素作为统一的整体。认识天地，以天地作为统一的整体。大到宇宙，中到国家事物，小到县乡事物下一层次的微结构，直到渺观，再渺观……其大无外，其小无内。久而久之，逐渐形成认识事物的整体观及整体认识论。

以整体论认识事物，为整体论之用，以整体认识整体性、位、方向，不是技术应用问题，而是事物认识的必然。其一，自然生成，生命的动植物，切割后不能复原；演化因素与时俱进，与时俱变。其二，自然生成之天地气等可以切割，但局部的结构演化不能代替整体演化规律，整体大于局部之和。其三，自然生成物，尤其是生命整体，结构演化极难精确量化，尤其是生命不同时期的结构及其演化过程。为此，应用整体论认识事物是认识论的自然选择，认识事物结构、演化，分析事物对立统一的方面，将其一分为二，一为阴，一为阳，研究阴阳双方的辨证统一，深入认识事物在分析综合的基础上，将阴阳等演化分为系统。如五行，整体分为五个系统，认识各系统形体演化与整体的相互关系，即五行生克制化规律，或认识事物阳极阴生，阴极阳生的演化，如年、月、日、时的阴阳交合。随着人对自然和社会事物认识的提高，分析综合，加一倍法，一分为二，减一倍法，合二为一，整体论形成发展起来。

一、整体论的数学基础

整体，常用象数太极表述之。太极表述事物的整体，以太极论述事物，大到宇宙、天地，复杂到人及动植物，小到事物及其微结构。《易传》曰："易有太极，是生两仪，两仪生四象，四象生八卦。"八而十六，十六而三十二，三十二而六十四，直至无穷。首论太极及其含义，创整体认识宇宙事物的方法。即一分为二，再一分为二……在整体之内无限可分。吕不韦继之，将太极变化称为太一。《吕氏春秋》曰："太一出两仪，两仪出阴阳，阴阳变化，一上一下，合而成章。"以太一表述事物，太一即事物的整体。"天下同归而殊途，一致而百虑。"（《史记》）说明天下是统一的整体，思想认识方法不同。以学科而言，理论相同，认识生成各异。自然社会之学一理，只是认识其演化发展的技术方法不同。

宋代周敦颐总结前人经验，以太极论天、地、人之道，说明天地万物结构及其演化。《周子全书》曰："无极而太极。太极动而生阳，动极而静，静而生阴，静极复动。一动一静，互为其根。分阴分阳，两仪立焉。阳变阴合，而生水火木金土。五气顺布，四时行焉。五行一阴阳也，阴阳一太极也，太极本无极也。五行之生也，各一其性。无极之真，二五之精，妙合而凝。乾道成男，坤道成女。二气交感，化生万物，万物生生而变化无穷焉。唯人也得其秀而为灵。形既生矣，神发知矣。五性感动而善恶分，万事出矣。圣人定之以中正仁义而主静，立人极焉。故圣人与天地合其德，日月合其明，四时合其序，鬼神合其吉凶。君子修之吉，小人悖之凶。故曰：立天之道，曰阴与阳，立地之道，曰柔与刚，立人之道，曰仁与义。又曰，原始反终，故知死生之说。大哉易也，斯其至矣！"宋代以后各家均宗其说。邵雍曰："太极，一也，不动；生二，二则神也。神生数，数生象，象生器。"（《皇极经世书》）邵伯温继之，认为太极为宇宙万物的本源，并以太极认识事物及其演化，曰："夫太极者，在天地之先而不为先，在天地之后而不为后，终天地而未尝终，始天地而未尝始。与天地万物圆融和会，而未尝有先后始终者也。

是故，知太极者，有物之先，本已混成；有物之后，未尝亏损。无时不存，无时不在。”（《邵伯温语录》）南宋朱熹曰：“这个太极，是个大底物事。四方上下曰宇，古往今来曰宙。无一个物似宇样大，四方去无极，上下去无极，是多少大？无一个物似宙样长远：亘古亘今，往来不穷！自家心下须常认得这意思。”（《朱子语类》）

常用本数，以一或整数表述事物的整体，或以形数圆方，说明整体的特性。自成一家之言。

老子曰：“道生一，一生二，二生三，三生万物。万物负阴而抱阳，冲气以为和。”（《老子·四十二章》）又曰：“载营魄抱一，能无离乎。”（《老子·十章》）又曰：“圣人抱一，为天下式。”（《老子·二十二章》）又曰：“昔之得一者，天得一以清，地得一以宁，神得一以灵，谷得一以盈，万物得一生，侯王得一以为天下贞。”（《老子·三十九章》）孔子曰：“吾道一以贯之。”（《论语·里仁》）《周易·系辞下》曰：“贞夫一者也。”《尚书·正义》曰：“咸有一德，克享天心……终始惟一，时乃日新。”《管子·内业》曰：“执一不失，能君万物。君子使物，不为物使，得一之理。治心在于中，治言出于口，治事加于人，然则天下治矣。”《庄子·天地》曰：“通于一而万事毕。”《庄子·山木》曰：“人与天一也。”《庄子·德充符》曰：“自其同者视之，万物皆一也。”《庄子·庚桑楚》曰：“卫生之经，能抱一乎。”《淮南子·原道训》曰：“道者，一立而万物生矣。是故一之理，施四海。”《淮南子·天文训》曰：“道始于虚霩，虚霩生宇宙，宇宙生气，气有涯垠。清阳者薄靡而为天，重浊者凝滞而为地……阴阳之专精为四时，四时之散精为万物。”

二、整体论与宇宙万物形成

整体论含义极为广泛，从无限大之事物，到无限小之微粒。宇宙是宇与宙的聚合，宇为空间，宙为时间，合而为一为宇宙。《文山先生全集》曰：“四方上下曰宇，往古来今曰宙，期间百千万变之消息盈虚，百千万事之转移阖辟，何莫非道，所谓道者一不息而已矣。”说明宇宙可谓最大的整体，其间千变万化，生生不息。

宇宙间有生命的动植物，随宇宙生化而来；无生命的器物，由组成器物的各部件组成；还有事及社会各整体，由人及其相互作用联结所致。其间各整体的形成演化，日日新，又日新，随时往来，变化发展，形成纷繁复杂的大千世界。现用象数原理，分析说明如下。

1. 生化整体及其生成

生化整体，一为人，二指有生命的动植物。其生成规律是阴阳合而有新的个体或植株，所有生成生长元素，自然天成，非人工制成，并与时俱进，得天地自然之气，逐渐长成。永远往前，不可逆转。生化整体多为复杂的系统，局部不能代替整体，切割难于复原；系统结构和演化可定性、定位、定向，但难于量化、定型。动物、植物即象、物象；以数计，时为时数，动植物由小到大，随时往来，象为阴，时为阳，一分为二，复阴平阳秘，再阴极阳生，阳极阴生，沿自身圜道，循环不已，是动植物生长的基本规律。由于动植物的微结构和运动规律，尤其是运动规律难以捉摸，直到现在，不用种子或精卵结合，单用人工组装的方法，合成或复制一个相同的动植物，是不可能的事。即便是初始的合成或复制成功，合成或复制的生命整体成长条件，如自然气候、环境，初始状态，还难以实现。也就是说人工合成与自然生成的动植物绝不相同。

2. 非生命器物——组合整体

非生命的整体，一是自然整体，如天、地、水、土、气、日、月是自然形成，非人力所为。基本元素不能制造，局部不能替代整体，系统和结构生成演化不能量化、定性。结构作用含阴阳两个方面，对立统一，与时变化，只不过说运动速度缓慢，用人的感觉来体察，不易识别。但其生长规律，仍是与时变化。但由于非生命的自然整体，其结构易知，运动规律相对易于识别。二是组合整体，按人、社会乃至国家需要，“以制器者尚其象”，以理明用，制造各种器物，由各个部分组成。在人类历史的长河中组合整体由简单到复杂，逐渐发展起来。考古发现，人之初居原野山林间，而后山洞，而后房屋，房屋即人的需要，以砖、土墙、木架、屋顶所组成的整体；人之行，由步履，再到车船，车船即由轮、箱及动力设备组成的整体……随着社会发展，制造发明为组合整体的形成和发展成就了无限广阔的空间。地上行驶的火车、汽车，海上的航母，空中的飞机，结构运动规律复杂，仍是组合整体，是人力而为，非天成，生成结构演化规律再复杂的巨系统，如卫星上天、回收，其变化规律都在制造者的掌握之中。可以精确数量、定型、复制（重复），在工厂车间组装。

3. 人与社会组合之整体

人的阴阳合一，组成家庭，万千家庭的聚合，形成村落、集市，乃至社会、国家，为社会组合之整体。其间的相互作用、演化，构建纷繁复杂的社会、国家关系。社会国家随时变化，各部分之间分久必合，合久必分。运动变化对立统一，推动社会国家发展。社会国家运动变化，或有迹可感到变化的影响，或激烈翻天覆地，但极难量化变化的实在。上下五千年，社会、国家之间的变化轨迹，只是相近，绝不相等，不能再现、复制。

4. 道德形成相一致

生命整体（人），形神合一，道德为神。整体内性命道德不可见，但影响人与社会，乃至国家。如何认识，整体论说明性为阴，命为阳；道为阴，德为阳。性情、道德为精神意识聚合的整体。性情、道德、性命的演化，不可截然分开，极难精确量化。以整体为理论论述，是其必然选择。《中庸》曰："唯天下至圣，为能聪明睿知，足以有临也；宽裕温柔，足以有容也；发强刚毅，足以有执也；齐庄中正，足以有敬也；文理密察，足以有别也。"虽曰密察，只能定位定性以分别，以数精准量化不可得。又曰："君子之道，淡而不厌，简而文，温而理，知远之近，知风之自，知微之显，可与入德矣。"道淡、道简同样只能定性，这里只能以整体观察研究法，论性命之理。

5. 性命情感不相离

"穷理尽性以至于命。"此处性指个人情志、个性，命指天命。其后道教养生家以性命指人的生命。而内丹学又予性命以独特解释。即性指人心的本性，又有元性、真性、元神、真心、本来一灵等别名；命指物质形体方面的气、元气。宋元以来的内丹书中，性命实际上是元神元气的代称。王重阳《授丹阳二十四诀》言："性者是元神，命者是元气。"元明以来的内丹家还取理学之说，谓性即理。《玄宗真指万法同归》言："性在天地间谓理。"性命一词是由"性"和"命"两个字组成。其中，"性"指人的生理特征和性格特点，"命"指生命的存在和命运。

性命情感，又称为性情，为人精神意识之总和。性命为自然而生，情感为外在事物有感而发。性命情感内外合一，"与天地合其德，与日月合其明，与四时合其序。"（《周易大传》）天地、日月、四时为自然而生，是自然法则，说明性命情感随自然而生长，随时变化。有性命始有情感，有情感性命才能存在，分之为二，合之为一。

6. 天人合一不可分

天人之间，无物相连，不可见其系，而实际，天无人不存，人无天不成，天人合一不可分。所谓天人合一，指天人形成统一的整体。天指自然，说明自然与人体形神的形成，为自然而然，非人力所为，是天理化育而来。《春秋繁露》曰："为生不能为人，为人者天也。人之人本于天，天亦人之曾祖父也。人之形体，化天数而成；人之血气，化天志而仁；人之德行，化天理而义。人之好恶，化天之暖清；人之喜怒，化天之寒暑；人之受命，化天之四时。"天与人一体，人不能离开自然，只能顺应自然，依自然法则而生长。按人的自然和社会需要，可以改造自然，但目前范围还很小。

三、生命整体的特性

宇宙整体中，人是万物之灵，最能显示生命整体的特性。把握人——生命整体的特性，才能认识人与自然、社会的关系，分析人体生理、病因、病理，指导诊断，预防摄生，保健治疗。因此，论述整体的特性，主要着眼于"人"。

1. 生命整体个体的完整性

生命整体，外为皮肤、毛发，内藏脏腑，连接躯干、四肢，"形者，生之舍也"，"人始生，先成精，精成而脑髓生，骨为干，脉为营，筋为刚，肉为墙，皮肤坚而毛发长。"（《灵枢·经脉》）皮肤是生命整体的边界，内藏脏腑，筋脉骨肉，"一物一太极也"，一太极为外之一圈，即整体的边界。生命整体以皮肤毛发为边界，独立于群体之中，单个生命整体生活、工作、繁衍后代，与其他个体不相连接；个体思维、学习、认识事物，互不相干。由此可见，生命个体结构具有完整性。"有生必先无离形"说的就是这个道理。切割整体的任何一个部分，都将影响生命整体的功能，形成新的不稳定，即所谓的非稳态，减少寿命，降低生活质量。

2. 生命整体结构的同一性

生命整体，尽管形体有异，男女有别，个性不同，但都是天地之中的人，因而整体之间，形体结构，自然本质，喜好情感，具有同一性。"人人有一太极，物物有一太极。"（《朱子语类》）两千多年前孟子即言"食色，性也"。饮食男女是人的本性。《庄子·德充符》曰："自其同者视之，万物皆一也。"又曰："物视其所一而不见其所丧。"强调认识整体，自然完整，不因为局部影响整体同一性的认识。由于生命整体结构的同一性，用同样的方式，繁衍后代，组成社会；用语言传递信息，交流体会；用文字记录自然、社会史实；呼吸精气，补充饮食，交换能量；应用阴阳学说研究人体系统结构，运动变化；应用五行、气化学说认识人与自然、社会的关系，积累经验，适应环境。

3. 生命整体形神的特异性

生命整体的个性、禀赋（遗传基因）、生活条件、后天教育、社会经历不同，所处内外环境、地理气候、饮食习惯有异，因而生命的个体，形神具特异性。外形相似，绝不相同，内脏相近，各有特性。大到人体，小到身体的极细微结构，都具有整体的差异性。《灵枢》按人的特异性，将人分为太阴之人、少阴之人、太阳之人、少阳之人、阴阳平衡之人，各种人对社会、自然认识不同。指纹的差异性，已为人们的共识；眼神的特异性，是区别人与人的重要标志。有人观察一个班学生的学习情况，同为一个教师授课，讲授同样内容，考试成绩差异很大，为什么？为生命整体形神的特异性决定。即使是同卵双胞胎，对音乐、美术的认识，也常不相同。整体的性情，"有诸内者，必形诸外"。《类经图翼》曰："譬诸人面，面人人殊……所以人病亦皆殊。"明确指出整体面容、个性及所生疾病之差异性。基于整体的特异性，建立辨证论治体系。

4. 生命整体系统的次序性

生命整体由小到大，逐渐演化成长。《韩非子·喻老》曰：“有形之类，大必起于小；行久之物，族必起于少。故曰：天下之难事必作于易，天下之大事必作于细。”说明事物变化，由小到大，具体呈次序性。结构不是铁板一块，由局部组成，局部还可以再生化，形成局部，今谓之系统。《素问·灵兰秘典论》曰：“心者，君主之官，神明出焉；肺者，相傅之官，治节出焉；肝者，将军之官，谋虑出焉；胆者，中正之官，决断出焉。”明确指出由于整体生理功能不同，而使整体结构具有次序性。“一尺之棰，日取其半，万世不竭”，是古人认识物质结构的数学模型。按这个结构模型，物质结构由大到小，层次越来越低，小到什么结构、形态，现在已有的科学技术手段还无法检测。整体的次序性结构，经络是一具体体现。十二经脉有手足三阳、三阴；奇经八脉有冲脉、任脉、督脉、带脉、阴跻脉、阳跻脉、阴维脉、阳维脉；络脉有十五别络、孙络、浮络；十二筋经，十二皮部。经络内联脏腑，外络肢节，从干到枝，再从枝到更细枝，越来越细，几乎微不可测。

生命整体及其系统的次序结构，从宏观到微观，甚或渺观的极小结构，为生化而来，完整而不可分割，均具有结构的层次性。按整体含义说明：再小的微结构，如涉渺观的极微结构，都含有阴阳两个方面。阴阳两方面相互作用，细微结构阴平阳秘，再由渺观的结构逐级向上，形成生命整体阴平阳秘的状态。

5. 生命整体功能的自和性

生命的个体在自然社会中，不可能单独存在。需要与外界进行能量交换，呼吸精气，吐出浊气；饮食精华，排出废物。维持人与自然、社会的稳定。人体是一个开放的复杂巨系统，跟宇宙环境有密切的联系，这个联系呈自和性，古谓之“阴阳自和”，即今所说的双向调节作用。

整体功能的双向调节性不仅是对生命整体而言，连生命整体再微小的结构，如前所述，渺小的极小结构，仍具有双向调节性。可以说没有整体的双向调节性，就没有整体，层次结构再小也仍然具有此特性。

整体的双向调节性，决定生命整体不能独立存在，《素问·六微旨大论》

曰："非出入，则无以生长壮老已；非升降，则无以生长化收藏。是以升降出入，无器不有。故器者生化之宇，器散则分之，生化息矣。"说明生命的个体，一刻也不能离开自然与社会，离开自然，生命的个体无生活来源；离开社会，生命的个体行将就木，与石头无异。

四、生命整体的运动规律

生长壮老已，是生命整体在不同时期运动的特征。运动的作用力，一般谓"阴之极阳生，阳之极阴生"。但意识思维、记忆回想、推理决定，也是生命整体运动规律的不同形式，可以说生命整体处于不断运动变化之中。"不生不化，静之期也"，《素问·六微旨大论》曰："出入废则神机化灭，升降息则气立孤危。"受多种因素作用，生命整体复杂多变化。因为多种变化的作用不可以计量，作用方向不可测得，相互作用模糊不精确。从生命整体到身体极微结构的运动，都必须有动力的作用，无动力便不可能运动，没有运动便没有生命。

1. 整体运动的对立与统一

整体内对立的两个方面，如身体结构：头为阳，足为阴；背为阳，腹为阴；神为阳，形为阴。对立的两个方面，矛盾运动，协调统一，阴平阳秘，精神乃治。

维持生命整体的协调统一。《五行大义》言"有万物滋繁，然后万物生成也。皆由阴阳二气，鼓舞陶铸，互相交感。故孤阳不能独生，单阴不能独成。必须配合以炉冶，尔乃万物化通。"相互作用，对立同化，维持整体的协调平衡。整体运动的对立统一，是生命整体的运动规律，《素问·阴阳应象大论》言："故积阳为天，积阴为地。阴静阳燥，阳生阴长，阳杀阴藏。阳化气，阴成形。"《类经图翼》谓："动极者，镇之以静；阴亢者，胜之以阳。"阳主萌发，阴主生养；阳化气为用，阴成形为体，离开生命整体的对立统一，生命便不复存在。"无平不陂，无往不复"，说的就是这个道理。

2. 整体运动的自律有序

整体运动，即整体在时空的运动过程呈自律性，如入睡后醒来，呼之后吸，心脉搏动……无外力作用，是生命整体的自律，自节自调，规律运动。《素问·上古天真论》曰："女子七岁，肾气盛，齿更发长。二七而天癸至，任脉通，太冲脉盛，月事以时下，故有子……丈夫八岁，肾气实，发长齿更；二八肾气盛，天癸至，精气溢泻，阴阳和，故能有子。"说明生命整体的生长，是自身运动决定的，生命整体运动，《灵枢·五乱》言"有道以来，有道以去"。阴之极阳生，阳之极阴生，自律而有秩序，自组织而协调不乱。

《素问·六微旨大论》曰："化有小大，期有近远，四者之有，而贵常守。"生命整体的运动照此规律，生命整体的极微结构、运动形成仍如此，贵常自律，贵常有序。人与自然相应，《素问·生气通天论》曰："苍天之气，清净则志意治，顺之则阳气固，虽有贼邪，弗能害也，此因时之序。"天气变化，整体运动随之变化，与时俱进，出于自然，自律而有序。

3. 整体运动的连续与终极

生命整体的运动，随时间不断向前，《五行大义》言："是以男子八月生齿，八岁而龀，十六精通，然后能化。"《素问·上古天真论》曰："五八，肾气衰，发堕齿槁；六八，阳气衰竭于上，面焦，发鬓斑白；七八，肝气衰，筋不能动；八八天癸竭，精少，肾脏衰，形体皆极。"不想老而老至，然后终其天年。

生命整体运动的连续性，其微结构的生命速度也与之同步，决定生命整体的运动与非生命的物体不一样，不可能逆转和间断。取成年体细胞克隆人，其生命过程相仿，可以预见，刚生下来的克隆人将是一个早老的人。置换一个或几个生命整体的系统，不指系统中的个别结构，完全维持原生命整体的特性，几乎不可能做到。由于生命整体具有完整性，气化不断，生命不止，结构变老，能量消耗，不生不化，停止生命活动，整体运动终止，而使生命整体运动具有终极性。少壮不努力，老大徒伤悲，即指此而言。长生不老，只是人们的愿望，生老病死是不可改变的自然规律。

4. 整体运动的波动与模糊

生命整体的运动，受多种外力作用，内环境变化，内部各系统相互作用，运动之力具有多元性，使整体运动呈波动而不稳定。如每分钟呼吸、脉搏次数，再如体力、智力变化周期，典型的是女性月经。更有甚者，各系统微结构交错，网络交合作用不清，运动动力各异（目前再精密的仪器也不可测）；脑的意识作用及其调控机能难以测得，常使整体运动呈模糊性。《道德经》中有形象的记述，“道之为物，唯恍唯惚……惚兮恍兮，其中有象；恍兮惚兮，其中有物。窈兮冥兮，其中有精；其精甚真，其中有信”。说明整体运动规律具有不确定性，难以测量。“可传不可受，可得而不可见，自本自根，未有天地，自古以固存”。唐代孙思邈也说：“《易》称天地变化，各正性命，然则变化之迹无方，性命之功难测。”

由于生命整体运动的模糊，直到现在，脑主神明，意识、思维、记忆、推理的机制仍不为人类所认识。“但这远远不够，因为即使最基本的网络也涉及微妙的动力因素。”（引自《让生物与数字结婚生子》，2002 年 5 月 31 日发表于《科技日报》）运动靠动力的作用，动力的微妙不可测量，运动规律难于捉摸。复杂多变的外因，细微不可见的内因，单一或复合作用，必然使生命整体的运动力和作用方向深不可测。故生命整体的各系统之间的运动模糊不清，是生命运动的必然，其大无外，其小无内，动力的极大与极小，只能定性，不能定量，对运动状态事先做出量化预测是困难的，包括药物、气功和针灸一次治疗的作用力在内。要测得中药复方制剂治疗的多因素作用，多结构损伤的多基因病，阴证或阳证等的量化指标，是不可能的事。

5. 整体运动的不可代与不违时

生命整体性不同，生命运动中空间、时间条件不一致，整体个体生命运动有其自身的规律，不可替代，不能违时；生理变化不同，病理变化也不一样，预防保健方法有别。治疗康复措施应因人而异。《素问・五常政大论》明确指出：“其久病者，有气从不康，病去而瘠，奈何……化不可代，时不可违。夫经络以通，血气以从，复其不足，与众齐同，养之和之，静以待时，谨守其气，无使倾移，其形乃彰，生气以长……故大要曰：无代化，无违时，必养必和，待其来复。”说明个体生化不可代替，时令不能颠倒，自然规律不能违背，防治方法只能是“必养必和”，以调节为主。

由于生命个体运动各具特性，按自然规律，顺天养和，“养备而动时”是保健预防的根本。在“无代化”“不违时”的原则下，辨证论治的经验总结、名医医案、个案报告，是真正的个体治疗。

五、整体论与原子论

整体论与原子论，均为东西方观察研究宇宙天地间万事万物的认识论。这本无讨论的必要，但现实是原子论几乎统一了全世界的认识。整体论认为物质的形成，为物质内阴阳两方面合同而化，自然天成；原子论认为物质的形成由原子组成，也是自然天成。二者不同在整体论认为物质内有阴阳两方面的不同属性，其形成由阴阳相互作用所致；原子论认为物质由原子组成，不能说明原子的属性，更不能说明是物质间原子的相互作用，如何组成没有说明。还有整体论认为人与社会，乃至国家诞生和发展是阴阳双方合同而化；原子论认为人与社会的生成发展，早期多认为是上帝，现在是什么？再则整体论的下一层次阴阳、五行、气化学说，同样是阴阳双方相互作用合同而化，既适用于论述自然生成的整体（含人文社会事物之整体），也适用于说明组合整体；原子论相关多层次的控制论、信息论、系统论、协同论……虽然能测量其结构和演化，但只能说明组合成整体，对于生化整体，只能认识其大概，通常谓之模糊。为什么？生化整体一是结构及其演化与时俱变，不可逆转，缺失不可还原，更不可重复；二是生化中受自然、社会影响，可变因素多，难于再精确测量其结构、形状和演化规律。

第二节　慢性心力衰竭（心水病）的中医认识

心水病为各种心脏疾病的严重和终末阶段，发病率高，是最严重的心血管病之一。正如《灵枢·素问》曰：“心动则五脏六腑皆摇”。西医学对心力衰竭的治疗理念和手段不断进步，心力衰竭患者预后有了明显改善，吕光荣教授在长期临床工作中发现运用中医学整体观，综合施以中药、针灸、气功三位一体疗法，能对心水病患者起到提前干预、稳定病情、改善心功能、提高生存质量的作用。

一、概述

“心水”属于西医学的心力衰竭。心系病日久，偶因感冒咳嗽或妊娠分娩等，损伤心阴心阳，引起水肿（下肢先肿），初期暮盛旦消，继而全身漫肿，症见呼吸急促，食欲不振，肝区疼痛，或见黄疸，颈脉动甚，唇舌青紫，尿少或夜尿，心悸不安，甚则晕厥谵妄。

《内经》对心水病部分证候曾有描述，如《素问·逆调论》“夫不得卧，卧则喘者，是水气之客也”；《素问·脉解》“所谓胸痛少气者，水气在脏腑也”；《灵枢·胀论》“心胀者，烦心短气，卧不安”；《素问·气交变大论》“岁水太过，寒气流行，邪害心火……甚则腹大胫肿”“故水病下为胕肿大腹，上为喘乎，不得卧者，标本俱病，故肺为喘乎”。《内经》《难经》中均未提及“心水”这一名称，但有如心胀、水在心、水气在脏腑、水气客也、水肿、水病、心病等类似心水病症状的表述，这些构成了心水病理论的雏形。

《金匮要略》首次提出“心水”病名。《金匮要略·水气病脉证并治》指出："心水者，其身重而少气，不得卧，烦而躁，其人阴肿。"明确论述了心水病的特征，即身体沉重，少气息短，不得平卧，烦躁心悸，下肢先肿。病因病机归结为心阳亏虚，血脉不利，心血不足，湿热、寒湿郁遏于心。关于治法，《金匮要略·水气病脉证并治》指出："诸有水者，腰以下肿，当利小便，腰以上肿，当发汗乃愈。"提出根据发病不同部位选择利小便、发汗的方法排出水湿，体现因势利导的治则，为后世正确认识心水病奠定了基础。

隋代巢元方所著的《诸病源候论》对水肿叙述甚详，其中白水"先从脚肿，上气而咳"，黑水"先从脚趺肿"，均有类似心水病证候的描述，但论述散而繁，未着要领。唐宋时期的医籍只载水肿，将所有以水肿为证候的疾病列为一症论述，部分医家甚至将《金匮要略》所述的心水、肾水、肝水等疾病混淆在一起。金元时期的刘完素，强调了心水病是一个独立疾病，朱丹溪总结前人经验，将水肿分为阴水、阳水进行辨证论治，心水病多为阴水。

明清时期，论述心水者日渐增多。如《证治要诀》说："感湿而肿者，其身虽肿，而自腰以下至脚肿，腿胀满尤甚于身。"对心水病虽然未列专名，但对病机、证候、诊断、治则、方药等叙述颇为详细，尤其是已看到引起心水的原因是感湿而后得之，这是一个新的观点。此外赵献可也说道："其证腹大，脐肿，腰痛，二足先肿。小水短涩，咳嗽有痰，不得卧。"对帮助认识心水病，均有一定的参考价值。此外，部分注解《金匮要略》的医家也提出一些不同主张，对全面认识心水病有积极意义。

二、病因病机

心水病病因为久病导致心之阴阳俱损，脏腑功能失调，瘀血内停，水湿泛滥。

1. 心病气损，气虚水泛

诸心病，如心痹、胸痹、真心痛、眩晕等，心气损伤，气虚血凝，或气滞血瘀，脉道不通，无以运行，血不养心，心脉与肺通，心病及肺，肺脉瘀阻，肺气损伤，司呼吸、主治节、通调水道等功能失调；心脉与肾相连，心病及肾，肾主水，水液平衡失调；心郁则肝郁，心病累肝，肝藏血，疏泄障碍。即如《素问·大奇论》曰："肝满肺满肾满，皆实，即为肿。"引起水肿、喘咳、胀满（肝大）、黄疸，即能引起心水。

2. 心病外感，内伤精神

诸心病，心气损伤，心阴、心阳耗散，心血瘀阻，无力抵抗外邪，稍有外邪侵袭即能加重心脏负担，影响心功能，而发为心水。

（1）外感时邪：外感风寒湿热之邪，肺卫受邪，壅遏不宣，清肃失职，发为感冒、咽痛、咳嗽等肺系疾病。由于心脉与肺通，即可由肺累及心，加重心脏负担，加重心气损伤，即能诱发心水，或引起痹证，内损于心脉，则心脉瘀阻，心气损伤，血不养心，是心水的诱因之一。

（2）情志失调：情志损伤，精神剧变，心气郁结，气滞血瘀，心脉痹阻，更加损伤心气、心血、心阴、心阳，加重诸心病而诱发心水。

（3）劳累疲乏：体力过耗，劳累疲乏，加重心脏负担；或因失血，生化之源不足，引起极度血虚，心脉失养；或妊娠分娩，耗血动气，损伤心阴、心阳，也能引起心水。

（4）用药不当：因输液、输血骤急过快过量，使血容量猛增，加重心脏负担。此外，用药不当，尤其是合成药物亦能损伤心脏，引发心水。

三、证候特征

1. 心系征（包含部分脑系征）

心悸怔忡，胸闷胸痛，口唇、指趾青紫，精神躁扰，失眠或嗜睡，晕厥迷蒙，或面色青灰，或苍白虚浮，额汗淋漓。

2. 肺系征

咳嗽喘促，呼吸困难，或坐则呼吸气平，卧则呼吸急促，或咳嗽气短咳血，夜则加剧，危则气短不续，气虚阳脱，心气耗散而亡。

3. 肾系征

水肿，起初仅下肢足浮肿，暮甚旦消。若疾病过程中，夜尿增多，水肿消退，是向愈之兆。若水肿日甚，体重增加，渐至引起凹陷性水肿，活动困难，重则全身漫肿，出现胸水、腹水，多属病重。

4. 肝系征

肝脏肿大，肝区疼痛或不适，或胁下痞满胀痛，或见黄疸。肝木乘脾，多食欲不振，恶心呕吐。

5. 舌脉征

脉细弱，或急数，或结代，或迟虚。舌质淡，有瘀点，或胖嫩，有齿印，危则舌色青紫。舌苔白干，或黄，或少苔，如镜面光滑。

四、诊断与鉴别

1. 常用诊法

（1）望诊：望患者的面色、舌色、唇色、神采。此外，指甲、皮肤的色泽也要有所了解，注意体态的变化。

（2）闻诊：闻患者的语声、呼吸声，听诊心音，注意杂音、心率及心律的变化。

（3）问诊：问患者的发病情况，如先有何种心系病，系何原因诱发。问现有证候特征、纳食情况、二便、汗液、服药种类及剂量等。

（4）切诊：切患者寸口脉，察水肿，摸心脏搏动情况，如胸骨左缘多搏动强而有力。另外肝脏肿大，是否有足肿也应注意。

2. 与鼓胀、肾水鉴别

（1）与鼓胀（肝硬化）鉴别：鼓胀无心病史，无心系征象。病位在肝，有肝病史，面色黑黄。有蜘蛛痣、肝掌，腹筋暴露，水肿多从腹腔起。

（2）与肾水（肾炎）鉴别：肾水，无心病史，病位在肾，水肿从颜面开始，有尿血及浑浊尿，呼吸稍平，肿势迅速。

五、治则

心水，为久患心系病引起，多为虚证。一般心阳不足者，壮阳益心，温经行水；心阴不足者，养阴宁心，育阴利水；气虚阳脱者，补气回阳，益气固脱；阴虚精竭者，坚阴益元，填精补髓。其中，食欲不振者，健脾益胃；血瘀积滞者，活血祛瘀；气滞水蓄者，疏通气机，行水消肿。

六、辨证论治及病案举隅

1. 心阳虚证

主症：水肿，尿少，或夜尿频多，汗出肢冷，或额汗淋漓，心悸怔忡，呼吸气促，神志恍惚，精神萎靡，甚至晕厥谵妄，食欲不振，恶心呕吐。脉细微，或结代，或迟虚，或脱疾，或散涩。舌质淡，胖大，或淡青，或暗滞，苔白或少。

证析：此为心阳不足之象。心病及肾，水液运化失调，则症见水肿，小便不利。心肺脉通，心病及肺，肺气损伤，则症见呼吸困难。心病日久，心阳不足，则症见心悸怔忡，额汗淋漓。心气将脱，神明无主，则症见晕厥谵妄。消化不良，为肝脾不调所引起。舌脉征也是久病心阳不振的缘故。

治法：益气回阳，温经行水。

处方：真武汤（《伤寒论》），桂苓术附汤（验方）。

加减：气逆作甚者，加沉香、砂仁；自汗额汗甚者，加黄芪、牡蛎；呕逆恶心甚者，加法半夏、肉桂；精神萎靡者，加人参、黄精。

针灸：水分、关元、内关、膻中、太溪、太冲透涌泉、足三里、后溪、申脉，或心俞、肺俞、命门、委阳、昆仑。

手法：平卧或俯卧，放松形神，调匀呼吸。补法进针，得气后引导入静（意守关元或命门）。留针半小时后出针。

【病案举隅】

刘某，男，68 岁，彝族，已婚，籍贯云南昆明，退休人士。于 2003 年 1 月 22 日就诊。

主诉：咳嗽、气短、喘息、四肢浮肿 4 年，加剧半月余。

辅助检查：①心电图示肺型 P 波，右心室肥厚，心电图不正常。②胸部 X 线示肺气肿，慢性肺源性心脏病。

诊治过程：①问诊：4 年前即有咳嗽，痰清带白沫，气短喘息，夜不能寐，高枕端坐，动则气短息粗。半个月前开始出现面浮肢肿，尿少色赤，去某医院就诊服药（具体不详），未见明显好转，咳喘加重，形寒肢冷，四肢厥逆，纳少饮少，倦怠乏力。②望诊：体瘦，面色灰暗，唇色青紫，颈动脉搏动明显，桶状胸，吸气时缺盆及胸骨上、歧骨下深陷，腹皮光亮，指趾杵状，下肢肿胀。舌质青紫，舌肥大，苔白。③闻诊：声嘶无力，喉中痰鸣，双肺呼吸音弱，肺底有湿啰音，剑突下可闻收缩期2级杂音，律齐，P2>A2。④切诊：脉迟，并有弦象，数而无力。

诊断：心水（慢性肺源性心脏病）。

证析：久咳损肺，肺气虚损，气虚血滞，损伤心脉，故见气短、胸闷、心悸。肺病损脾，脾湿不化，湿滞为痰，更阻塞肺窍，则见痰多并有喘息之证；恶寒肢冷是心肺阳虚所引起。面浮肢肿是阳虚水泛，壅滞肌肤之象。

治法：温心肺之阳，益气定喘。

处方：陈皮、法半夏、干姜、细辛、五味子、党参、白术、茯苓、远志、款冬花、甘草。

连服30余剂，证情好转，嘱长服，以巩固治疗。

2. 心阴虚证

主症：水肿，心悸怔忡，烦躁不安，面赤口渴，小便短涩，咳嗽有痰，夹粉红血液，胸闷气短，大便燥结，失眠盗汗，目眩头晕。脉动疾，或细数，或散涩。舌红绛，或青紫，苔黄或少苔，光如镜面而干。

证析：此为心阴衰败之象。心阴耗散，心病及肾，肾气损伤，气化失司，水液下溢作肿，小便不利。水气凌心，则心悸怔忡。阴精损耗，虚阳浮越，则症见面赤口渴，小便赤涩。心病及肺，咳伤肺络，则呼吸不利，咳痰夹血。肺气损伤，则气短胸闷。阴虚于内，虚火上炎，则神明受损，症见失眠、烦躁、头晕等。舌脉征也是由阴精虚损，真阴衰败所引起。

治法：坚阴益元，填精补髓。

处方：加减复脉汤（《温病条辨》），大补阴丸（《丹溪心法》）。

加减：水肿甚，小便不利者，可加益母草、桑寄生、猪苓；烦热甚者，加女贞子、百合；咳血甚者，宜用墨旱莲、白茅根。此外龟甲、蛤粉、鳖甲、琥珀也可酌情选用，兼有气阴将绝之象者，则人参、黄芪、黄精也宜酌加。

针灸：心区、上焦（眼针）、神门、大陵、紫宫、水分、人中、足三里、太冲、阴陵泉，或百劳、心俞、膏肓、膀胱俞、秩边、三阴交、至阴。

手法：患者平卧或俯卧，放松形神，调匀呼吸。补法进针，得气后导引入静（意守太冲或至阴）。留针半小时后出针。

【病案举隅】

华某，男，68岁，汉族，祖籍云南楚雄，工人。于2008年6月就诊。

主诉：胸痛并气短1个月，加重4天。

诊治过程：①问诊：患者2001年曾因胸痛，在某医院诊为冠心病，住院治疗。近期疼痛加剧，向左臂内侧引痛及肩胛区放射，气短息微，喘促不安，夜热烦躁，手足心热，口干不饮，呕逆恶心，食欲不振，尿赤便结。②望诊：面色无华，稍有桶状胸，腹部无特殊，心尖博动在剑突下，四肢无异常改变，舌质红绛，苔黄燥，少津。③闻诊：语声无力，无咳嗽及喉间痰鸣，心律不齐，期前收缩。A2>P2，102次/分，未闻及杂音。④切诊：脉结代，心界不大，肺叩诊无异常，肝脾未及，无足肿。

诊断：真心痛（冠状动脉粥样硬化性心脏病）。

证析：胸闷胸痛为心脉痹阻，血不养心之象；烦热口干为心阴不足，内热灼津之征；呕逆恶心为心病累脾，脾运不健所引起；脉舌征为心脉痹阻，阴津不足的缘故。

治法：滋阴养血，益气通脉。

处方：麦冬、女贞子、鳖甲、桑寄生、丹参、川芎、何首乌、黄精、柏子仁、山药、赤芍。

连服30余剂，症状大减，结代脉象消失，嘱患者继续治疗，中药不能间断。

3. 血瘀脉阻证

主症：水肿，肝肿大或质硬，胁肋痛或胀满，恶心呕吐，黄疸衄血，神倦畏寒，四肢厥逆，颜面、指甲、唇口青紫，或烦躁易怒，口干咽燥，五心烦热，尿赤不利，颈部脉动甚，为心脉损伤，心气不足，血瘀不行引起。舌脉征也是血瘀脉阻的缘故。

治法：理气活血，祛瘀通络。

处方：加味逍遥散（《寿世保元》），四物化郁汤（《类证治裁》）。

加减：畏寒肤冷甚者，加肉桂、茴香。有化热倾向者，再加赤芍、牡丹皮。黄疸甚者，宜用茵陈、郁金、金钱草。衄血甚者，可另用止血剂如四生丸（《妇人大全良方》）（生地黄、生侧柏叶、生艾叶、生荷叶），血止后再辨证用药，或在上二方基础上酌加蒲黄、地榆之类，行于攻之中。水肿甚者，还宜加益母草、车前子、猪苓等。

针灸：太冲、足三里、血海、膻中、尺泽、大陵，或心俞、神堂、膈俞、至阳、承山、三阴交、三焦俞、复溜。

手法：平卧或俯卧，放松形神，调匀呼吸。泻法进针，得气后导引入静（意守太冲或复溜）。留针半小时后出针。

【病案举隅】

孙某，男，68岁，退休工人。于2003年11月就诊。

主诉：心悸气喘4年，畏寒发热咳喘，加剧4天。

诊治过程：①问诊：患者诉自幼有风湿病史，关节疼痛。1970年以来，常感心悸胸闷气喘，头晕目眩，下肢浮肿，自汗盗汗，曾被诊为风湿性心脏病。上周受冷后出现寒热交替，胸口刺痛，烦躁易怒，口干咽燥，五心烦热，胸痛胸闷，眠差纳少，小便多，便秘等症状。②望诊：形体消瘦，面色发白，眼睑下垂，咽部发红，颈动脉怒张，无腹水征，四肢无特殊，舌质紫暗，苔白干。③闻诊：语声低弱，未闻到特殊病气。两肺有湿啰音，呼吸音减弱，心率110次/分，心尖可闻及双期杂音，节律不齐，心音强弱快慢不等。④切诊：脉涩。心尖向左下扩大，两肺语颤减弱，叩诊呈过清音，肝有轻度压痛，质中。

诊断：胸痹（风湿性心脏病，二尖瓣狭窄并闭锁不全）。

证析：风寒湿热之邪，内窜肌表经络，引起痹证，痹证日久，内舍于心，心气损伤，卫外不固，复感风寒，故证见寒热错杂。邪阻肺卫，郁而化热，故症见发热咳喘等。气短无力、自汗是心气损伤，头晕等为阳气不达顶之象。舌质紫暗，为心脉瘀阻。

治法：急者治标，先解表证，再治里病。

处方：防风、白术、黄芪。

连服 3 剂后，表证消退。后用丹参、砂仁、百合、黄芪、桂枝、防风、黄精、山药、白术、桑寄生、女贞子。连服 11 剂后，诸症减轻。

4. 阴竭阳脱证

主症：水肿，胸腹积水，呼吸难续，不得平卧，口鼻气冷，四肢厥冷，额汗如珠不流，面色惨白或暗滞灰紫。或见黄疸水肿，咳嗽咳血。气脱神脱，晕厥反复，恶候叠见。脉散涩，或如雀啄，或细微如绝。舌质青，苔少如镜面。

证析：此为阴竭阳脱之危候，应中西医结合，采取紧急措施急救处理。

治法：益气回阳，填精补元。

处方：独参汤（《新方八阵》），芪附汤（《魏氏家藏方》）。

针灸：心区、上焦（眼针）、神门、水沟、后溪、申脉、气海、内关、紫宫、太冲、涌泉、然谷。

手法：平卧。放松形神，调匀呼吸，平卧后即刻进针，得气后正气来复，再导引入静，留针半小时后出针。

【病案举隅】

华某，男，40 岁，已婚。2003 年 9 月就诊。

主诉：心慌气短，怔忡不安。

辅助检查：心电图示突性心律，室上性心动过速。

诊治过程：①问诊：患者从 5 年前开始心慌，发作时怔忡不安，胸闷气短，到当地医院治疗，诊为心动过速。心率 160~180 次 / 分。后常因情绪不宁或服浓茶后即感心慌，休息片刻后能自行缓解。现发作时间延长，并觉加重，故就诊。症见畏风自汗，倦怠无力，头昏眩晕，胸痛气短。②望诊：面容尚属有神，目光不呆，未见眼外突。发作时焦虑不安，汗出如珠，唇色淡红，胸腹、四肢无畸形，关节不红肿，手足不颤抖。舌质淡红，苔白有津。③闻诊：语声如常，对答自如，无特殊病气。心律齐，168 次 / 分，各瓣膜未闻及病理性杂音，血压 128/80mmHg，肺部听诊无异常。④切诊：疾脱脉，168 次 / 分，疾速而快，一息八至有多，有力。气管居中，未触及肿块，心肺叩诊无特殊，发作时皮肤潮湿（有汗），肝脾未及，肾无叩痛，关节无压痛。

诊断：疾脱脉症（阵发性心动过速）。

证析：久病损伤心气，心气不足，则惶惶不安，心跳加快，脉率也增，故见疾脱脉症。心气不足，则胸闷气短，气虚卫外不固，则症见畏风自汗。失眠、头痛等是气血不能上承于脑所引起，倦怠无力也是心气亏损的缘故。

治法：益气安神，养心除烦。

处方：黄芪、黄精、防风、白术、山药、丹参、当归、牡蛎、百合、浮小麦。

连服30余剂，症减病轻，已愈2年，未再复发。

七、预后预防

1. 预后

心水病预后较差，常反复发作。症见通身肿满，气短不续，手足厥冷，尿少尿闭，晕厥迷蒙等，为难治危症。

2. 预防

积极预防心系病，严格控制心系病的发展。诸心病初期，能活动的患者，都应提倡适当运动，如体操、太极拳、散步等，亦可选择静功习练，功法宜选五气朝元法或八识归元法。水肿消除后，还可选择内经导引法练习。平素应保持精神愉快，控制饮食，宜少进盐。同时要注意避风寒，防止疾病复发。

八、运用整体观治疗心水病

整体观是中医学理论体系的主要特点之一，是中医学关于人体自身的完整性及人与自然、社会环境的统一性的认识，它包括人体自身的整体性和人与自然、社会环境的统一性两个方面。而人体自身整体性包含生理上的整体性（五脏一体观和形神一体观）、病理上的整体性（局部病变可反映整体的病变）和诊治上的整体性（诊治疾病时通过面色、舌脉象等外在表现来推测内在脏腑的病理变化。

心水病病因病机复杂，涉及病变的脏腑多，临床表现危重，病情变化迅速，如诊断不及时，处理不正确，将随时危及生命。吕光荣教授从医50载，从中医学整体观出发，对心水病的预防、诊断、治疗积累了丰富经验。

吕光荣教授认为心水病病位在心，与肺、脾、肾、肝、三焦密切相关。基本病因病机是心病气损，气虚水泛，外感病邪，内伤精神，最终损及心阴心阳，导致心、肺、脾、肝、肾、三焦功能异常，气血津液代谢障碍，形神损害，脏腑失司，出现全身整体损害。因心的局部病变而导致全身整体病变。

对于心水病，应做到全面把握病情，及时准确诊断。运用中医学“未病先防，既病防变”的理论，在疾病早期全身症状不明显时，结合患者病史、脉象、舌象等细微变化，对疾病发展做出正确预判，实现疾病超前诊断，提前进行干预，防止整体变化。

针对心水病辨证施治，吕光荣教授明确指出要在中医学整体观念指导下，先辨病诊断，分清局部，找出损害位置，定点定位，再辨别对全身的影响，辨证施治，从治疗局部疾病、调整整体气化偏差，调动全身防御功能，促进疾病恢复，从阴引阳，从阳引阴，以平为期，实现稳态。

在治疗上，根据“心主神明，心主血脉，血舍神”的中医学理论，吕光荣教授始终强调心对五脏六腑和神志活动的主导作用。对心阳不足者，予壮阳益心，温经行水；心阴不足者，养阴宁心，育阴利水；气虚阳脱者，补气回阳，益气固脱；阴虚精竭者，坚阴益元，填精补髓。综合运用内服、外治、气功等方法。中药调整身体气化的偏差，针灸按摩扶正引邪、疏经通络，气功养身，导引调身、调气、调神。三种疗法各有所长，优势互补，使人体形神和谐，阴平阳秘，顾护正气，预防其他脏腑病变。

第三节　慢性心力衰竭的西医学认识

一、流行病学

慢性心力衰竭（chronic heart failure，CHF）是心血管疾病的终末表现和最主要的死因。据统计，我国成人心力衰竭患病率为0.9%，发达国家为1%~2%，每年发病率为0.5%~1%。随着年龄增长，心力衰竭患病率迅速增加，70岁以上人群患病率更上升至10%以上。心力衰竭患者4年内死亡率达50%，严重者1年内死亡率高达50%。尽管心力衰竭治疗有了很大进展，但心力衰竭患者死亡人数仍在不断增加。

冠心病、高血压已成为慢性心力衰竭的最主要病因，其中冠心病居首位，其次为高血压，风湿性心脏病比例则趋下降，瓣膜性心脏病仍不可忽视。同时，慢性肺心病和高原性心脏病在我国也具有一定地域高发性。

二、临床表现

临床上以左心衰竭较为常见，尤其是左心衰竭后继发右心衰竭而致的全心衰竭。由于严重广泛的心肌疾病同时波及左、右心而发生全心衰竭者在住院患者中更为多见。

1. 左心衰竭

以肺循环瘀血及心排血量降低为主要表现。

（1）症状：①劳力性呼吸困难：是左心衰竭最早出现的症状。因运动心血量增加，左心房压力升高，加重肺瘀血。引起呼吸困难的运动量随心力衰竭程度加重而减少。②端坐呼吸：肺瘀血达到一定程度时，患者不能平卧，因平卧是回心血量增多且横膈上抬，呼吸更为困难。高枕卧位、半卧位甚至端坐时方可好转。③夜间阵发性呼吸困难：患者入睡后因憋气而惊醒，被迫坐位，重者可有哮鸣音，称“心源性哮喘”。多于端坐休息后缓解。其发生机制除因睡眠时平卧血液重新分配使肺血流量增加外，夜间迷走神经张力增加、小支气管收缩、横膈抬高、肺活量减少等也是诱发因素。④急性肺水肿：是心源性哮喘的进一步发展，是左心衰竭呼吸困难最严重的形式。⑤咳嗽、咳痰、咯血：咳嗽、咳痰是因肺泡和支气管黏膜瘀血所致，开始常于夜间发生，坐位或立位时可减轻，白色浆液状泡沫痰为其特点，偶可见痰中带血丝。急性左心衰竭发作时可出现粉红色泡沫样痰。长期慢性肺瘀血肺静脉压力升高，导致肺循环和支气管血液循环之间在支气管黏膜下形成侧支，此种血管一旦破裂可引起大咯血。⑥乏力、疲倦、运动耐力降低、头晕、心慌等是器官、组织灌注不足及代偿性心律加快所致的症状。⑦少尿及肾功能损害症状：严重的左心衰竭血液进行再分配时，肾血流量首先减少，可出现少尿。长期慢性的肾血流量减少可出现血尿素氮、肌酐升高，并可有肾功能不全的相应症状。

（2）体征：①肺部湿啰音：由于肺毛细血管压力增高，液体渗出到肺泡而出现湿啰音。随着病情的加重，肺部啰音可从局限于肺底部发展至全肺。②心脏体征：除基础心脏病的固有体征外，一般均有心脏扩大（单纯舒张性心力衰竭除外）及相对性二尖瓣关闭不全的返流杂音、肺动脉瓣区第二心音亢进及舒张期奔马律。

2. 右心衰竭

以体循环瘀血为主要表现。

（1）症状：①消化道症状：胃肠道及肝瘀血引起腹胀、食欲不佳、恶心、呕吐等是右心衰竭最常见的症状。②劳力性呼吸困难：继发于左心衰竭的右心衰竭呼吸困难也已存在。单纯性右心衰竭为分流性先天性心脏病或肺部疾患所致，也均有明显的呼吸困难。

（2）体征：①水肿：体静脉压力升高使软组织出现水肿，表现为始于身体低垂部位的对称性凹陷性水肿。也可表现为胸腔积液，以双侧多见，单侧者以右侧多见，可能与右膈下肝瘀血有关。因胸腔静脉部分回流到肺静脉，故胸腔积液更多见于全心衰竭。②颈静脉征：颈静脉搏动增强、充盈、怒张是右心衰竭时的主要体征，肝颈静脉返流征阳性则更具特征性。③肝脏肿大：肝瘀血肿大常伴压痛，持续慢性右心衰竭可致心源性肝硬化。④心脏体征：除基础心脏病的相应体征外，可因右心室显著扩大而出现三尖瓣关闭不全的返流性杂音。

3. 全心衰竭

右心衰竭继发于左心衰竭而形成全心衰竭。右心衰竭时右心排血量减少，因此阵发性呼吸困难等肺瘀血症状反而有所减轻。扩张型心肌病等表现为左、右心室衰竭者，肺瘀血症状往往不严重，左心衰竭的主要表现为心排血量减少的相关症状和体征。

三、分级与分期

1. 心力衰竭分期

（1）A 期：前心力衰竭阶段（pre−heart failure）。患者存在心力衰竭的高危因素，但目前尚无心脏结构或功能异常，也无心力衰竭的症状和（或）体征。包括高血压、冠心病、糖尿病、肥胖、代谢综合征等最终可累及心脏的疾病，以及应用心脏毒性药物史、酗酒史、风湿热史或心肌病家族史等。

（2）B 期：前临床心力衰竭阶段（pre−clinical heart failure）。患者无心力衰竭症状和（或）体征，但已出现心脏结构改变，如左心室肥厚，无症状瓣膜性心脏病，既往心肌梗死病史等。

（3）C 期：临床心力衰竭阶段（clinical heart failure）。患者已有心脏结构改变，既往或目前有心力衰竭症状和（或）体征。

（4）D 期：难治性终末期心力衰竭阶段（refractory heart failure）。患者虽经严格优化内科治疗，但休息时仍有症状，常伴心源性恶病质，须反复长期住院。心力衰竭分期全面评价了病情进展阶段，提出对不同阶段进行相应的治疗。通过治疗只能延缓而不可能逆转病情进展。

2. 心力衰竭分级

（1）心力衰竭的严重程度通常采用美国纽约心脏病学会（New York Heart Association，NYHA）的心功能分级法。

Ⅰ级：心脏病患者日常活动不受限制，一般活动不引起乏力、呼吸困难等心力衰竭症状。

Ⅱ级：心脏病患者体力活动轻度受限，休息时无自觉症状，一般活动下可出现心力衰竭症状。

Ⅲ级：心脏病患者体力活动明显受限，低于平时一般活动即引起心力衰竭症状。

Ⅳ级：心脏病患者不能从事任何体力活动，休息状态下也存在心力衰竭症状，活动后加重。

这种分级的优点是简便易行，但缺点是仅凭个人主观感受和（或）医生的主观评价，短时间内变化的可能性较大，患者个体间的差异也较大。

（2）6分钟步行试验：简单易行，安全方便，通过评定慢性心力衰竭患者的运动耐力评价心力衰竭严重程度和疗效。要求患者在平直走廊里尽快行走，测定6分钟步行距离，根据美国卡维地洛研究（US Carvedilol）设定的标准，<150m为重度心力衰竭，150～450m为中度心力衰竭，>450m为轻度心力衰竭。

四、辅助检查

（一）实验室检查

1. 利钠肽

利钠肽（BNP）是心力衰竭诊断、患者管理、临床事件风险评估中的重要指标，临床上常用BNP及NT-proBNP，未经治疗者若利钠肽水平正常，可基本排除心力衰竭诊断，已接受治疗者利钠肽水平高，则提示预后差，但左心室肥厚、心动过速、心肌缺血、肺动脉栓塞、慢性阻塞性肺疾病等缺氧状态、肾功能不全、肝硬化感染、败血症、高龄等均可引起利钠肽升高，因此其特异性不高。

2. 肌钙蛋白

严重心力衰竭或心力衰竭失代偿期，败血症患者的肌钙蛋白可有轻微升高，但心力衰竭患者检测肌钙蛋白更重要的目的是明确是否存在急性冠状动脉综合征。肌钙蛋白升高，特别是同时伴有利钠肽升高，也是心力衰竭预后的强预测因子。

3. 常规检查

包括血常规、尿常规、肝肾功能、血糖、血脂、电解质等，对于老年及长期服用利尿剂，肾素－血管紧张素－醛固酮系统抑制剂类药物的患者尤为重要，在接受药物治疗的心力衰竭患者的随访中也需要适当监测。甲状腺功能检测不容忽视，因为无论甲状腺功能亢进还是减退均可导致心力衰竭。

（二）心电图

心力衰竭并无特异性心电图表现，但心电图能帮助判断心肌缺血、既往心肌梗死、传导阻滞及心律失常等。

（三）影像学检查

1. 超声心动图

超声心动图能更准确地评价心腔大小变化及瓣膜结构功能，方便快捷地评估心功能和判断病因，是诊断心力衰竭最主要的仪器检查。

（1）收缩功能：以收缩末期及舒张末期的容量差计算射血分数作为心力衰竭的诊断指标，虽不够精确，但方便实用。

（2）舒张功能：超声多普勒是临床上最实用的判断舒张功能的方法。可有导致舒张期功能不全的结构基础，如左心房肥大、左心室壁增厚等。心动周期中舒张早期心室充盈速度最大值为 E 峰，舒张晚期（心房收缩）心室充盈最大值为 A 峰，E/A 比值正常人不应小于 1.2，中青年更大，舒张功能不全时，E 峰下降，A 峰增高，E/A 比值降低。对于难以准确评价 A 峰的心房颤动患者，可利用组织多普勒评估二尖瓣环测得 E/E' 比值，若比值 >15，则提示存在舒张功能不全。但尚需根据患者临床表现综合评价是否存在舒张功能不全，而不能单纯依据超声结果进行诊断。

2.X 线检查

X 线检查是确诊左心衰竭水肿的主要依据，并有助于心力衰竭与肺部疾病的鉴别。心影大小及形态结构为心脏病的病因诊断提供了重要的参考资料，心脏扩大的程度和动态改变也间接反映了心脏的功能状态，但并非所有心力衰竭患者均存在心影增大。

X 线可反映肺瘀血。早期肺静脉压增高时，主要表现为肺门血管影增强，上肺血管影增多与下肺纹理密度相仿甚至多于下肺。肺动脉压力增高可见下肺动脉增宽，进一步出现间质性肺水肿，可使肺野模糊，Kerley B 线是在肺野外侧清晰可见的水平线状影，是肺小叶间隔内积液的表现，是慢性肺瘀血的特征性表现。急性肺泡性肺水肿时肺门呈蝴蝶状，肺野可见大片融合的阴影。左心衰竭还可见胸腔积液和叶间胸膜增厚。

3. 心脏磁共振

心脏磁共振能评价左右心室容积、心功能、节段性室壁运动、心肌厚度、心脏肿瘤、瓣膜、先天性畸形及心包疾病等。因其精确度高及可重复性强而成为评价心室容积、室壁运动的金标准。增强磁共振能为心肌梗死、心肌炎、心包炎、心肌病、浸润性疾病提供诊断依据。

4. 冠状动脉造影

对于拟诊冠心病或有心肌缺血症状，心电图或负荷试验有心肌缺血表现者，可行冠状动脉造影明确病因诊断。

5. 放射性核素检查

放射性核素心功能显影能相对准确地评价心脏大小和射血分数，还可通过记录放射活性－时间曲线计算左心室最大充盈速率以反映心脏舒张功能。常同时行心肌灌注显像评价存活 / 缺血心肌，但在测量心室容积或更精细的心功能指标方面价值有限。

（四）Swan-Ganz 导管检查

急性重症心力衰竭患者必要时采用床旁右心漂浮导管（Swan-Ganz 导管）

检查，经静脉将漂浮导管插入肺小动脉，测定各部位的压力及血液含氧量，计算心脏指数（CI）及肺毛细血管楔压（PCWP），直接反映心功能，正常时 CI>2.5L/（min · m^2），PCWP<12mmHg。

（五）心排血量监测

危重患者可采用脉搏指示剂连续心排血量监测（pulse indicator continuous cardiac output，PICCO）进行动态监测，经外周动静脉置管，应用指示剂热稀释法估测血容量、外周血管阻力、全心排血量等指标，更好地指导容量管理，通常仅适用于具备条件的 CCU、ICU 等病房。

（六）心 – 肺运动试验

心 – 肺运动试验仅适用于慢性稳定性心力衰竭患者，在评估心功能并判断心脏移植的可行性方面切实有效。运动时肌肉需氧量增高，心排血量相应增加。正常人每增加 100mL/（min · m^2）的耗氧量，心排血量需增加 600mL/（min · m^2）。当患者心排血量不能满足运动需求时，肌肉组织就从流经它的单位容积血中提取更多的氧，致动 – 静脉血氧差值增大。在氧供绝对不足时，即出现无氧代谢、乳酸增加、呼气中 CO_2 含量增加。

1. 最大耗氧量

当最大耗氧量即运动量继续增加，耗氧量不再增加时，表明心排血量已不能按需要继续增加。心功能正常时应 >20，轻度至中度心功能受损时为 16~20，中度至重度受损时为 10~15，极重度受损时为 <10。

2. 氧阈值

氧阈值即呼气中 CO_2 的增长超过了氧耗量的增长，标志着无氧代谢的出现，以开始出现两者增加不成比例时的氧耗量作为代表值，此值越低说明心功能越差。

五、诊断与鉴别诊断

（一）诊断

心力衰竭完整的诊断包括病因学诊断、心功能评价及预后评估。

心力衰竭须综合病史、症状、体征及辅助检查作出诊断。主要诊断依据为原有基础心脏病的证据及循环瘀血的表现。症状、体征是早期发现心力衰竭的关键，完整的病史采集及详尽的体格检查非常重要。左心衰竭出现的不同程度的呼吸困难、肺部啰音，右心衰竭的颈静脉征、肝大、水肿，以及心力衰竭的心脏奔马律、瓣膜区杂音，是诊断心力衰竭的重要依据。但症状的严重程度与心功能不全程度无明确相关性，须行客观检查并评价心功能。BNP 测定也可作为诊断依据，并能帮助鉴别呼吸困难的病因。

判断原发病非常重要，因为某些引起左心室功能不全的情况如瓣膜病能够治疗或逆转，同时应明确是否存在可导致症状发生或加重的并发症。

预后评估：生存率是针对人群的描述，对患者而言，个体的预后更值得关注。准确的预后评估可为患者及家属对未来生活的规划提供必要的信息，也能判断心脏移植及机械辅助治疗的可行性。射血分数降低、NYHA 分级恶化、低钠血症、最大摄氧量降低，血细胞比容下降、QRS 波增宽、持续性低血压、心动过速、肾功能不全、传统治疗不耐受、顽固性高容量负荷、BNP 明显升高等均为心力衰竭风险、再入院率及死亡率的预测因子。

（二）鉴别诊断

心力衰竭主要应与以下疾病相鉴别。

1. 支气管哮喘

严重左心衰竭患者常出现心源性哮喘，应与支气管哮喘鉴别。前者多见于器质性心脏病患者，发作时必须坐起，重症者肺部有干、湿啰音，甚至咳粉红色泡沫痰；后者多见于青少年有过敏史，发作时双肺可闻及典型哮鸣音，咳出白色黏痰后呼吸困难可缓解。测定血浆 BNP 水平对鉴别心源性哮喘和支气管性哮喘有较大参考价值。

2. 心包积液、缩窄性心包炎

由于腔静脉回流受阻同样可以引起颈静脉怒张、肝大、下肢水肿等表现，应根据病史、心脏及周围血管体征进行鉴别，超声心动图、心血管磁共振成像可确诊。

3. 肝硬化腹腔积液伴下肢水肿

该病应与慢性右心衰竭鉴别，除基础心脏病体征有助于鉴别外，非心源性肝硬化不会出现颈静脉怒张等上腔静脉回流受阻的体征。

六、治疗

心力衰竭治疗的目的主要是缓解症状，延缓心力衰竭的发生发展，提高患者生活质量，降低住院率和死亡率。

（一）一般治疗

1. 生活方式管理

（1）患者健康教育：应对患者及家属进行健康教育，包括心理健康教育、生活方式指导、规范治疗、按时按量服药、定期复诊、保持心态平稳等。

（2）体重管理：体重的定期监测，可以对医师使用利尿剂进行有效评估，及时反映是否存在水钠潴留的情况。

（3）注重饮食管理：在医师指导下，合理减少食物中钠盐的摄入。

2. 休息与活动

急性心力衰竭或病情严重者，应限制体力活动，卧床休息，减少心脏负荷。长期卧床患者，应注意防止压疮、深静脉血栓、消化功能降低、肌肉萎缩、坠积性肺炎等疾病产生。鼓励病情稳定的患者在医师指导下适当增加有氧运动。

3. 病因治疗

（1）对所有可能导致心脏功能受损的常见疾病如高血压、冠心病、糖尿病、代谢综合征等，在尚未造成心脏器质性改变前应早期进行有效治疗。对少数病因尚未明确的疾病如原发性扩张型心肌病等亦应早期积极干预，延缓病情进展。

（2）消除诱因。常见的诱因为感染，特别是呼吸道感染，应积极选用适当的抗感染治疗。心房颤动应尽快控制心室率，如有可能应及时复律。应注意排查并及时纠正潜在的甲状腺功能异常、贫血等。

（二）药物治疗

1. 利尿剂

利尿剂是改善心力衰竭症状的“基石”，是心力衰竭治疗中唯一能够控制体液潴留的药物，但不能作为单一治疗药物，原则上在慢性心力衰竭急性发作出现明显体液潴留时应用。利尿剂的适量应用至关重要，剂量不足则体液潴留，将降低肾素－血管紧张素－醛固酮系统（RAAS）抑制剂的疗效并增加β受体拮抗剂的负性肌力作用；剂量过大则容量不足，将增加RAAS抑制剂及血管扩张剂的低血压及肾功能不全风险。

（1）袢利尿剂：以呋塞米（速尿）为代表，作用于髓袢升支粗段，为强效利尿剂。对轻度心力衰竭患者一般小剂量（20mg，每日1次，口服）起始，逐渐加量，一般控制体重下降0.5～1.0kg/d直至干体重，重度慢性心力衰竭者可增加至100mg，每日2次，静脉注射效果优于口服。但须注意低血钾的不良反应，应监测血钾。

（2）噻嗪类利尿剂：以氢氯噻嗪（双氢克尿噻）为代表，作用于肾远曲小管近端和髓袢升支远端，抑制钠的重吸收，并因 Na^+–K^+ 交换同时降低钾的重吸收。肾小球滤过率 <30mL/min 时作用明显受限。轻度心力衰竭可首选此药，12.5～25mg，每日1次起始，逐渐加量，可增至每日75～100mg，分2～3次服用，同时注意电解质平衡，常与保钾利尿剂合用。因可抑制尿酸排泄引起高尿酸血症，长期大剂量应用可影响糖脂代谢。

（3）保钾利尿剂：以螺内酯（安体舒通）、氨苯蝶啶、阿米洛利为代表。作用于肾远曲小管远端，通过拮抗醛固酮或直接抑制 Na^+–K^+ 交换而具有保钾作用，利尿作用弱，多与上述两类利尿剂联用以加强利尿效果并预防低血钾。

电解质紊乱是长期使用利尿剂的不良反应，特别应注意低血钾和高血钾的监测。对于低血钾应谨慎区分缺钠性（容量减少）和稀释性（难治性水肿），前者尿少而比重高，应予高渗盐水以补充钠盐，后者见于心力衰竭进行性加重患者，尿少而比重低，应严格限制水的摄入。

（4）抗利尿激素受体拮抗剂（托伐普坦）：通过结合血管加压素V2受体减少水的重吸收，不增加排钠，因此可用于治疗伴有低钠血症的心力衰竭。

2. RAAS 抑制剂

（1）血管紧张素转化酶抑制剂（angiotensin converting enzyme inhibitors，ACEI）：通过抑制血管紧张素（ACE）减少血管紧张素Ⅱ（angiotensin Ⅱ，AT Ⅱ）的生成而抑制 RAAS；通过抑制缓激肽降解而增强缓激肽活性及缓激肽介导的前列腺素生成，发挥扩血管作用，改善血流动力学；通过降低心力衰竭患者神经－体液代偿机制的不利影响，改善心室重塑。临床研究证实 ACEI 早期足量应用可缓解症状，还能延缓心力衰竭进展，降低不同病因、不同程度心力衰竭患者及伴或不伴冠心病患者的死亡率。

ACEI 以小剂量起始，如能耐受则逐渐增加剂量，开始用药后 1~2 周监测肾功能与血钾含量，后定期复查，长期维持，终身用药。

ACEI 的不良反应包括低血压、肾功能一过性恶化、高血钾、干咳和血管性水肿等。有威胁生命不良反应（血管性水肿和无尿性肾衰竭）、妊娠期妇女及 ACEI 过敏者应禁用。低血压、双侧肾动脉狭窄、血肌酐明显升高（>265μmol/L）、高血钾（>5.5mol/L）者慎用。非甾体抗炎药（NSAIDs）会降低 ACEI 的疗效并加重其不良反应，应避免使用。

（2）血管紧张素受体拮抗剂（angiotensin receptor blockers，ARB）：ARB 可阻断经 ACE 和非 ACE 途径产生的 AT Ⅱ与 AT1 受体结合，阻断 RAS 的效应，但无抑制缓激肽降解的作用，因此干咳和血管性水肿的不良反应较少见。心力衰竭患者治疗首选 ACEI，当 ACEI 引起干咳、血管性水肿时，不能耐受者可改用 ARB，但已使用 ARB 且症状控制良好者无须更换 ACEI。研究证实 ACEI 与 ARB 合用并不能使心力衰竭患者获益更多，反而会增加不良反应，特别是低血压和肾功能损害的发生，因此目前不主张心力衰竭患者 ACEI 与 ARB 联用。

（3）血管紧张素受体脑啡肽酶抑制剂（angiotensin receptor−neprilysin inhibition in acute myocardial infarction，ARNI）：通过沙库巴曲代谢产物 IBQ657 抑制脑啡肽酶，同时通过缬沙坦阻断 AT1 受体，抑制血管收缩，改善心肌重构，显著降低心力衰竭住院和心血管死亡风险，改善心力衰竭症状和生活质量，推荐用于 HFrEF 患者。

（4）醛固酮受体拮抗剂：螺内酯等抗醛固酮制剂作为保钾利尿药，能阻断醛固酮效应，抑制心血管重塑，改善心力衰竭的远期预后。但必须注意血钾的监测，近期有肾功能不全、血肌酐升高或高血钾症者不宜使用。依普利酮（eplerenone）是一种选择性醛固酮受体拮抗剂，可显著降低轻度心力衰竭患者心血管事件的发生风险，降低住院率和心血管病死亡率，尤其适用于高龄、糖尿病和肾功能不全的患者。

（5）肾素抑制剂：血浆肾素活性是动脉粥样硬化、糖尿病和心力衰竭等患者发生心血管事件和预测死亡的独立危险因素。阿利吉仑（aliskiren）为直接肾素抑制剂，并阻断噻嗪类利尿剂、ACEI/ARB 应用所致的肾素堆积，有效降压且对心率无明显影响。但有待进一步研究以获得更广泛的循证依据，目前不推荐用于 ACEI/ARB 的替代治疗。

3. β 受体拮抗剂

β 受体拮抗剂可抑制交感神经激活对心力衰竭代偿的不利作用。心力衰竭患者长期应用 β 受体拮抗剂能减轻症状，改善预后，降低死亡率和住院率，且在已接受 ACEI 治疗的患者中仍能观察到 β 受体拮抗剂的上述益处，说明这两种神经内分泌系统阻滞剂的联合应用具有叠加效应。

目前已经临床验证的 β 受体拮抗剂包括选择性 β_1 受体拮抗剂美托洛尔、比索洛尔与非选择性肾上腺素能 α_1、β_1 和 β_2 受体拮抗剂卡维地洛（carvedilol）。β 受体拮抗剂的禁忌证为支气管痉挛性疾病、严重心动过缓、二度及二度以上房室传导阻滞、严重周围血管疾病（如雷诺病）和重度急性心力衰竭。所有病情稳定并无禁忌证的心功能不全患者一经诊断均应立即以小剂量起始应用 β 受体拮抗剂，逐渐增加到最大耐受剂量并长期维持。其主要目的在于延缓疾病进展，防止猝死。对于存在体液潴留的患者应与利尿剂同时使用。

突然停用 β 受体拮抗剂可致临床症状恶化，应予避免。多项临床试验表明，在慢性心力衰竭急性失代偿期或急性心力衰竭时，持续服用原剂量 β 受体拮抗剂不仅不增加风险，且较减量或中断治疗者临床转归更好。因此，对于慢性心力衰竭急性失代偿的患者，应根据患者的实际情况，在血压允许的情况下尽可能地继续使用β受体拮抗剂治疗，以获得更佳的疗效。

4. 正性肌力药

（1）洋地黄类药物：洋地黄类药物作为正性肌力药的代表，用于治疗心力衰竭已有200余年历史。研究证实地高辛（digoxin）可显著减轻轻中度心力衰竭患者的临床症状，改善其生活质量，提高运动耐量，降低住院率，但对生存率无明显改变。

洋地黄类药物通过抑制 Na^+-K^+-ATP 酶发挥药理作用：①正性肌力作用：升高细胞内 Ca^{2+} 浓度而增强心肌收缩力。而细胞内 K^+ 浓度降低，成为洋地黄中毒的重要原因。②电生理作用：一般治疗剂量下，洋地黄可抑制心脏传导系统，对房室交界区的抑制最为明显。当血钾过低时，更易发生各种快速型心律失常。③迷走神经兴奋作用：作用于迷走神经传入纤维，增加心脏压力感受器的敏感性，反馈抑制中枢神经系统的兴奋冲动，可对抗心力衰竭时交感神经兴奋的不利影响，但尚不足以取代β受体拮抗剂的作用。④作用于肾小管细胞，减少钠的重吸收并抑制肾素分泌。

洋地黄制剂：地高辛是最常用且唯一经过安慰剂对照研究进行疗效评价的洋地黄制剂，常以每日0.125mg起始剂量并维持，70岁以上、肾功能损害或干体重低的患者应予更小剂量（隔日0.125mg）起始。西地兰（lanatoside C）、毒毛花苷K（strophanthin K）为快速起效的静脉注射用制剂，适用于急性心力衰竭或慢性心力衰竭加重时。

洋地黄的临床应用：伴有快速心房颤动/心房扑动的收缩性心力衰竭是应用洋地黄的最佳指征，包括扩张型心肌病、二尖瓣或主动脉瓣病变、陈旧性心肌梗死及高血压性心脏病所致的心力衰竭。在利尿剂、ACEI/ARB和β受体拮抗剂治疗过程中仍持续有心力衰竭症状的患者可考虑加用地高辛。但对代谢异常引起的高排量心力衰竭如贫血性心脏病、甲状腺功能亢进、心肌炎、心肌病等病因所致的心力衰竭，洋地黄治疗效果欠佳。肺源性心脏病常伴低氧血症，与心肌梗死、缺血性心肌病均易发生洋地黄中毒，临床上应慎用，应用其他可能抑制窦房结或房室功能结构或可能影响地高辛血药浓度的药物（如胺碘酮或β受体阻滞剂）时须慎用或减量；存在流出道梗阻如肥厚型心肌病、主动脉瓣狭窄的患者，增加心肌收缩性可能使原有的血流动力学障碍更加严重，禁用洋地黄；风湿性心脏病单纯二尖瓣狭窄伴窦性心律的肺水肿患者因增加右心室收缩功能可能加重肺水肿程度而禁用；严重窦性心动过缓或房室传导阻滞的患者在未植入起搏器前禁用。对体液潴留或低血压等心力衰竭症状急性加重的患者，应首选静脉制剂，待病情稳定后再应用地高辛作为长期治疗策略之一。

洋地黄使用中应警惕中毒的发生。心肌缺血、缺氧及低钾血症、低镁血症、甲状腺功能减退、肾功能不全的情况下更易出现洋地黄中毒，其重要表现为各类心律失常，以室性期前收缩常见，多表现为二联律。快速房性心律失常伴传导阻滞是洋地黄中毒的特征性表现。胃肠道表现如恶心、呕吐，以及神经系统症状如视物模糊、黄视、绿视、定向力障碍，意识障碍等则少见。发生洋地黄中毒后应立即停药。单发性室性期前收缩、一度房室传导阻滞等停药后常自行消失；对快速型心律失常者，如血钾浓度低则可静脉补钾，如血钾不低可用利多卡因或苯妥英钠，电复律因易导致心室颤动一般禁用；有传导阻滞及缓慢型心律失常者可予阿托品静脉注射液；异丙肾上腺素易诱发室性心律失常，故不宜应用。

（2）非洋地黄类正性肌力药：①β受体激动剂：多巴胺与多巴酚丁胺是常用的静脉注射剂。多巴胺是去甲肾上腺素合成的前体，较小剂量（< 2μ/kg · min）激动多巴胺受体，可降低外周阻力，扩张肾血管、冠状动脉和脑血管；中等剂量（< 2~5μ/kg · min）激动 β_1 和 β_2 受体，表现为心肌收缩力增强，血管扩张，特别是肾小动脉扩张，心率加快不明显，能显著改善心力衰竭的血流动力学异常；大剂量（< 5~10μ/kg · min）则可兴奋α受体，出现缩血管作用，增加左心室后负荷。多巴酚丁胺是多巴胺的衍生物，扩血管作用不如多巴胺明显，加快心率的效应也比多巴胺小。两者只能短期静脉注射应用，在慢性心力衰竭加重时起到帮助患者渡过难关的作用，连续用药超过 72 小时可能出现耐药，长期使用将提高死亡率。②磷酸二酯酶抑制剂：包括米力农、氨力农等，通过抑制磷酸二酯酶活性，促进 Ca^{2+} 通道膜蛋白磷酸化，Ca^{2+} 内流增

加，从而增强心肌收缩力。磷酸二酯酶抑制剂短期应用可改善心力衰竭症状，但已有大规模前瞻性研究证明，长期应用米力农治疗重症慢性心力衰竭，死亡率增高，其他的相关研究也得出同样的结论。因此，仅对心脏术后急性收缩性心力衰竭、难治性心力衰竭及心脏移植前的终末期心力衰竭的患者短期应用。

（3）注意事项：①心力衰竭患者的心肌处于血液或能量供应不足的状态，过度或长期应用正性肌力药将扩大能量的供需矛盾，加重心肌损害，提高死亡率，因此在心力衰竭治疗过程中不应以正性肌力药取代其他药物。②伊伐布雷定是选择性特异性窦房结 If 电流抑制剂，能减慢窦性心律，延长舒张期，改善左心室功能及生活质量，对心脏内传导、心肌收缩或心室复极化无影响，且无 β 受体拮抗剂的不良反应。③扩血管药物：慢性心力衰竭的治疗并不推荐使用血管扩张药物，仅伴有心绞痛或高血压的患者可考虑联合使用。对存在心脏流出道或瓣膜狭窄的患者禁止使用。

（三）非药物治疗

1. 心脏再同步化治疗（cardiac resynchronization therapy，CRT）

部分心力衰竭患者存在房室、室间和（或）室内收缩不同步，进一步导致心肌收缩力降低。CRT 通过改善房室、室间和（或）室内收缩同步性增加心排出量，可改善心力衰竭症状、运动耐量，提高生活质量，降低住院率和死亡率。慢性心力衰竭患者 CRT 的 Ⅰ 类适应证包括已接受最佳治疗药物仍继续存在心力衰竭症状的窦性心律患者；NYHA 分级为Ⅱ ~ Ⅳ级，LVEF ≤ 35%，QRS 波呈 CLBBB 图形，QRS 期间 >130 毫秒的患者。对于有高度房室传导阻滞和心室起搏指征的射血分数降低的心力衰竭患者，无论 NYHA 分级如何，均推荐使用 CRT，包括房颤患者。Ⅱ a 类适应证包括已接受最佳药物治疗仍持续存在心力衰竭症状的窦性心律患者；NYHA 分级Ⅱ ~ Ⅳ级，LVEF ≤ 35%，QRS 波呈非 CLBBB 图形，QRS 间期 >150 毫秒的患者。但部分患者对 CRT 治疗反应不佳，完全性左束支传导阻滞是 CRT 有反应的最重要的预测指标。

2. 植入型心律转复除颤器（implantable cardioverter defibrillator，ICD）

中度至重度心力衰竭患者逾半数死于恶性室性心律失常所致的心脏性猝死，而 ICD 可用于 LVEF ≤ 35%，优化药物治疗 3 个月以上 NYHA 仍为Ⅱ级或Ⅲ级患者的一级预防，也可用于 HFrEF 心脏停搏幸存者或伴血流动力学不稳定持续性室性心律失常患者的二级预防。

3. 左心室辅助装置（left ventricular assistant device，LVAD）

适用于严重心脏事件后或准备行心脏移植术患者的短期过渡治疗和急性心力衰竭的辅助性治疗。LVAD 的小型化、精密化、便携化已可实现，有望用于药物治疗不佳的心力衰竭患者，成为心力衰竭器械治疗新手段。

4. 心脏移植

心脏移植是顽固性心力衰竭的最终治疗方法，但因供体来源及排斥反应而导致难以展开。

5. 其他非药物治疗新进展

对于一部分心力衰竭患者，优化药物治疗仍难以奏效，而上述非药物治疗尚有局限性。其他一些非药物治疗手段如经导管二尖瓣修复术，经皮左心室室壁瘤减容术，心血管再生及基因治疗等，目前仍处于临床试验阶段。

（四）HFpEF 的治疗

HFpEF 的治疗原则与 HFrEF 有所差别，主要措施如下：

1. 积极寻找并治疗基础疾病

如冠心病或主动脉瓣狭窄，有效控制血压等。

2. 降低肺静脉压

限制钠盐摄入，应用利尿剂；若肺瘀血症状明显，可小剂量应用静脉扩张剂（硝酸盐制剂）减少静脉回流，但应避免过量致左心充盈量和心排血量明显下降。

3. β 受体阻滞剂

主要通过减慢心率使舒张期时间相对延长而改善舒张功能，同时降低高血压，减轻心肌肥厚，改善心肌顺应性。因此其应用不同于收缩性心力衰竭，一般治疗目标为维持基础心率 50~60 次 / 分。

4. 钙通道拮抗剂

降低心肌细胞内钙浓度，改善心肌主动舒张功能；降低血压，改善左心室早期充盈，减轻心肌肥厚，主要用于肥厚型心肌病。维拉帕米和地尔硫卓尽管有一定负性肌力作用，但能通过减慢心率而改善舒张功能。

5. ACEI/ARB

有效控制高血压，从长远看可以改善心肌及小血管重构，有利于改善舒张功能，最适用于高血压性心脏病及冠心病。

6. 尽量维持窦性心律，保持房室顺序传导，保证心室舒张期充分的容量。

7. 在无收缩功能障碍的情况下，禁止使用正性肌力药。

（吕允　邢利威　罗莹静　杨泽冠）

第三章

脉诊在慢性心力衰竭（心水病）中的应用

第一节　吕光荣教授治疗心水病脉诊经验总结

吕光荣教授通过长期总结心水病临床治疗经验，逐渐形成独特的心水病诊疗体系，尤其擅长运用脉诊对心水病病情发展提前进行预测诊断，及时调理防护，从而提高心水病临床疗效。本节针对吕光荣教授诊疗心水病脉诊临床经验进行总结，使其得以进一步传承发扬，有效指导临床实践。

一、心系病脉律失常脉象

心系病脉象大致可归为以下 8 种：曳脉、洪脉、弦脉、釜沸脉、结代脉（促脉）、涩散脉、迟虚脉（疏数脉）、疾脱脉，以及脉率失常中的 5 种脉象：缓促脉症、结代脉症、脱疾（极）脉症、涩散脉症、迟虚脉（疏数脉）症。心水病中的脉象基本与心病脉象是一致的，同样反映了脉象在疾病诊治中的重要性。（表 3）

表 3　心系病脉律失常脉象归纳

名称	脉律	脉率	脉形	脉力	脉体	其他特点	主病	现代意义	鉴别
曳脉	或数或迟			强	或洪或弦	脉搏运行涩滞，往来不畅	真心痛，痹证，心痹证，眩晕中风，胸痹证及其他心系病证	与现代听诊时心脏瓣膜损害或心力衰竭时出现杂音相同。其中风湿性心脏病、高血压性心脏病最典型，冠心病、肺心病、贫血性心脏病次之，风湿热、心肌炎、先天性心脏病也能触到	洪脉，弦脉

续表

名称	脉律	脉率	脉形	脉力	脉体	其他特点	主病	现代意义	鉴别
洪脉					阔大	脉搏动来时急剧有力，高峰后迅速下降，缓慢脱曳，有冲击感	心痹证、眩晕、中风、先天性心脏病、脚气冲心及其他心系病证，饮酒、妊娠也可见到	风湿性心脏病，高血压性心脏病，肺心病，贫血，脚气，肝肾衰竭，动静脉瘘	曳脉，紧脉，弦脉
弦脉					较硬	有条索感，脉搏生硬无弹性，无柔韧感	主心肾疾病，眩晕、中风、真心痛、肾水症、关格、消渴，或其他心系疾病，部分老年人也可见到	同动脉粥样硬化，常见于高血压病、冠心病、糖尿病、高脂血症、肾炎、尿毒症，其他内科疾病也可见	紧脉，革脉
釜沸脉						搏动强有力，振幅较高，强弱不一，高低不同	真心痛、眩晕、中风、心痹证，其他心系病证	交替脉，尤其是差距较大时常认为是左心力衰竭、冠心病、高血压病、心肌炎	结代脉，涩散脉
结代脉		或有正常脉动周期，或无正常脉动周期				脉按正常周期搏动时，提前搏动，后见歇止，然后脉又复来	心痹证、眩晕、中风、真心痛及其他心系疾病，也可见部分正常人		涩散脉，疏数脉
涩散脉	散乱	或疾脱，或迟慢			或细弱，或弦劲	搏动力量强弱不等，振幅大小有异，其形或洪曳或虚大。参差不齐，三五不调，去来无定至齐难	心痹证、眩晕、中风、真心痛、瘿气性心病		结代脉

续表

名称	脉律	脉率	脉形	脉力	脉体	其他特点	主病	现代意义	鉴别
迟虚脉（疏数脉）		搏动缓慢		弱		搏动缓慢，下落也极缓慢，一息不足四至。脉力软而无力。凡脉来去极缓慢，不论其见弦象、弱象、细象均做迟虚脉	先天性心脏病、真心痛及其他心系疾病	黄疸，药物中毒（洋地黄）	缓脉，结代脉，涩散脉，釜沸脉
疾脱脉		搏动极快	极短，时限缩窄			如豆粒转来动去，极速。以脉率极快为特征	痹病、心痹、真心痛、胸痹、瘿气性心病及其他心系疾病	部分药物中毒（锑剂、奎尼丁等），正常人情绪激动或惊悸	数脉，动脉

二、心系病脉律失常脉象辨证论治

心系病脉律失常脉象辨证论治见表4。

表4　心系病脉律失常脉象辨证论治归纳

脉象	辨证	方剂	穴位
脉缓迟而虚	阳气虚弱，里寒收敛，宜温阳益气，通脉祛邪	姜桂苓半汤	太渊、内关、膻中、气海、足三里、百会穴
脉数疾	虚证多为阴血虚，内热亢盛，宜养血滋阴	天王补心丹	血海、三阴交、太溪、太冲、神门
	本虚标实证，属肝阳亢盛，母病及子，引动心阳者	天麻钩藤饮	内关、膻中、风池、大椎、合谷、曲池
	痰浊阻滞者	温胆汤或竹沥达痰汤	足三里、丰隆、内关、膻中、中脘
脉强弱快慢不整者	此为元气已虚，阴阳不调，神明不摄，气滞血瘀，痰湿内生，宜补阴阳、调气血、去内邪、守神明并举	丹参百合饮	足三里、内关、膻中

续表

脉象	辨证	方剂	穴位
脉数而不整者	心胆虚怯，心神失养，神魂不安	左归饮合酸枣仁汤	三阴交、太溪、太冲、神门，眼针上焦、心区
脉缓而不整者	心阳虚衰，肾阳不足，无以温养心神	金匮肾气丸	气海、肾俞、足三里、太渊、百会，眼针心区、肾区

吕光荣教授认为心水病为久患心系病引起，治宜参看其他心系病证脉象。一般多采用养心宁神、补血镇惊等治法。此外，心阳不振者，益气壮阳；心阴不足者，养心滋阴；痰火内炽者，清化热痰；心阳欲脱者，真阴耗竭，阴阳离乱，当回阳救逆，或填精益元，急挽真阴、真阳（表 5）。

表 5　心系病辨证论治

证型	主证	舌脉象	治则	处方
血虚型	心悸怔忡，头晕目眩，烦躁不安，夜不能寐，烘热，日晡潮热	脉细数，或结代，或散涩，或迟虚，舌质淡，苔白润，或苔干	养血养心，益气安神	加味宁神丸，补肝汤
气虚型	心悸怔忡，自汗懒言，少气无力，甚则气短，呼吸急促，动则更甚，四肢微肿，畏寒肤冷，食欲不振	脉细弱，或结代，或散涩，或迟虚，舌质淡，胖大而嫩，苔白润	补益心气，振奋心阳	桂姜苓半汤加味，保元汤
阴虚型	心悸怔忡，面色时红，头目昏眩，耳鸣眼花，心烦少寐，口干口苦，五心烦热，男多梦遗，女性月经涩少	脉细数，或疾脱，或涩散，或结代。舌尖红，苔少而干黄，或苔白	滋阴清热，养心除烦	左归饮，酸枣仁汤
火旺型	心悸怔忡，心动而卧不安，多疑善怒易惊，眠少易醒，精神不振，或亢奋异常，五心如焚，食欲不佳	脉数急，或疾脱，或结代。舌红绛，苔黄干，或黄，或少苔，黄白而干	清心泻热，镇惊安神	黄连泻心汤，磁朱丸
痰湿郁火型	怔忡不已，心悸不安，焦虑惊疑，口苦口干，渴饮不多，痰涎壅盛，咯痰不易，胸脘痞满，食欲不振，失眠多梦	脉滑数，或疾脱，或结代，舌红绛，苔黄腻或黄厚	清热化痰，镇惊安神	竹沥达痰丸，柴胡陷胸汤

续表

证型	主证	舌脉象	治则	处方
水气凌心型	心悸怔忡，呼吸气短，恶水不欲饮，面浮肢肿，四肢无力，肤冷厥逆，神倦无力，小便不利	脉结代，或涩散，或迟虚，或沉细。舌质淡青，胖嫩，或淡而见瘀点	温阳利水，通脉逐饮	参脉汤加味，茵陈术附汤
气滞血瘀型	心悸怔忡，胸闷胸痛，痛连肩背、眉额、上臂，焦虑烦躁，呼吸气短，口唇指趾青紫，面色灰暗，衄血积块（肝大），烘热哺热，口干咽燥	脉结代，或涩散，或细弱，或弦劲。舌质青紫，苔白润或干，或黄，或苔少	理气活血，祛瘀通络	大黄䗪虫丸
真阴亏损型	心悸怔忡，烦躁闷乱，潮热盗汗，口干舌燥，五心烦热，手足颤动或蠕动，时有晕厥，精神萎靡或神情躁扰，焦虑恐惧	脉结代欲绝，或涩散，或疾脱。舌质淡青，或红绛，或青紫，苔白干或黄燥，或少苔，如镜面光滑	滋阴清热，养血复脉	加减复脉汤，大补阴丸

第二节　脉诊验案举隅

案 1　血虚型脉诊

张某，男，80 岁。

主诉：反复头晕 10 余年，胸闷气促半年，加重 1 周。

现病史：患者于 10 年前外出步行后出现头晕，天旋地转，休息后症状缓解，后查血压 180/110mmHg，曾多次住院控制血压。半年前出现胸闷气促，活动后症状加重，无胸痛心悸，立即住院就诊，诊断为高血压性心脏病，病情控制后出院规律服药。1 周前无明显诱因上述症状再发，现来诊。

刻下症：胸闷气促，活动后症状加重，伴有气短乏力，动则汗出，疲倦易累，少气懒言，时有双下肢浮肿，早晚尤甚。纳差，眠差，大便正常，小便量少。舌淡红，有瘀斑，苔薄白，左脉虚，右脉细涩。

既往史：高血压病史 10 余年。既往体检时多次诊断为房颤，无其他疾病及传染病病史。

体格检查：体温 36.8℃，心率 95 次 / 分，呼吸 24 次 / 分，血压 168/95mmHg。发育正常，营养一般，头颅正常，未触及淋巴结肿大，气管居中，甲状腺无肿大，胸廓对称，心律整齐，未及杂音，双肺可闻及干啰音，肝脾肋缘下未触及，腹软无压痛，肠鸣音可，4 次 / 分，脊柱生理曲度正常，四肢关节无畸形，无肿胀。

专科检查：神志清楚，颈软无抵抗，双瞳孔等大等圆，对光反射灵敏，生理反射存在，病理反射未引出。

中医诊断：心力衰竭症（血虚证）。

西医诊断：高血压性心脏病，高血压3级，心功能3级。

四诊：颧红面暗，口唇发绀，胸闷气促，进食不佳，夜卧不宁。舌淡红，有瘀斑，苔薄白，脉细弱。

辨证分析：患者年老体衰，患病日久，脏腑精气衰弱，心气不足，不能鼓动脉管，加之久病耗伤心血，心气不足，气机不利则见胸闷气促；气虚推动能力不足则疲倦易累，少气懒言；心气虚弱不能固摄津液则汗出，动后尤甚；心气虚弱，水液运化失常则见下肢浮肿；久病必瘀，表现为舌有瘀斑，口唇发绀。当中药、针灸结合，采取紧急措施急救处理。

治法：益气养心，活血化瘀。

脉证分型：心气不足，不能鼓动脉管，无以推动血行，故见脉虚细。久病必瘀，加之血行不畅，久而阻滞成瘀，故有脉涩。

处方：黄芪20g，党参15g，麦冬12g，丹参10g，牛膝15g，茯苓10g，酸枣仁15g，桂枝10g，炙甘草10g，川芎10g，熟地黄10g，赤芍12g，枸杞子10g。

针灸：脾俞、胃俞、内关、膻中、关元、足三里、阴陵泉、血海、三阴交、太溪。

案2　阴虚型脉诊

薛某，女，79岁。

主诉：咳喘胸闷，端坐呼吸3天。

现病史：3天前，患者因感冒后出现胸闷气短，在当地医院治疗后效果不佳（具体用药不详），遂来就诊。

刻下症：神志清楚，胸闷胸痛，气短，不得平卧，阵发性咳嗽，头晕，心悸怔忡，精神不振，烦热不安，手足心热，胃脘部不适，自汗，口干口苦，纳眠差，二便调。舌尖红，苔薄白，脉细数。

既往史：慢性支气管炎病史10余年。无手术及输血史，无其他疾病及传染病病史。

月经史：12岁月经初潮，4～5/28～30，末次月经2019年4月13日。月经规律，经量正常，经色红，白带量正常，无痛经史，孕7产7。

体格检查：体温36.1℃，心率80次/分，呼吸20次/分，血压160/110mmHg。发育正常，营养一般，头颅正常，未触及淋巴结肿大，气管居中，甲状腺无肿大，胸廓对称，心律整齐，未及杂音，双肺可闻及干啰音，肝脾肋缘下未触及，腹软无压痛，肠鸣音可，4次/分，脊柱生理曲度正常，四肢关节无畸形、无肿胀。

专科检查：神志清楚，颈软无抵抗，双瞳孔等大等圆，对光反射灵敏，生理反射存在，病理反射未引出。

辅助检查：心电图示窦性心动过速，下壁心肌缺血。

中医诊断：心水病（心阴虚证）。

西医诊断：慢性心力衰竭，原发性高血压3级，慢性支气管炎。

四诊：头目昏晕，面色㿠白，心悸怔忡，胸闷胸痛，烦热不安，手足心热，夜卧不宁，自汗盗汗，口干。舌尖红，苔薄白，脉细数。

辨证分析：此为心阴不足之脉象，心阴不足，心脉失濡，故见心悸，脉细数，重按无力，则心供血不足。病久日重，则怔忡不已。血不荣脑，则面色无华，头目眩晕。阴精暗耗，阴不敛阳，心阳浮越，则烦热不安，手足心热。心病及肺则呼吸气短。

治法：滋阴益血，养心安神。

脉证分型：心阴不足，阴血亏虚，无力鼓动脉管则见脉细；阴血不足，内生虚热，虚阳外越，血行加速则见脉数。

处方：保阴煎（《顾氏医镜》）加减。生地黄15g，熟地黄15g，天冬12g，麦冬12g，牛膝15g，茯苓10g，磁石10g，山药15g，龟甲10g，玉竹10g，鳖甲10g，龙眼肉10g，酸枣仁6g，地骨皮10g。

针灸：太溪、血海、地机、肾俞、内关、膻中、关元、足三里、合谷、曲池。

案3　气虚型脉诊

李某，男，81岁。

主诉：呼吸急促，少气不足以息，不得平卧2天。

现病史：2天前，患者因外出散步，行走时间过长后出现汗出乏力，伴呼吸急促，心悸胸闷，四肢厥冷。在家自行吸氧休息后未见缓解，前来我院就诊。

刻下症：神疲乏力，胸闷气短，四肢无力，不得平卧，偶有咳嗽，咳少量白色泡沫痰，纳眠差，大便干，小便频数。舌淡紫，苔少，脉迟虚，尺脉重按无力。

既往史：慢性心力衰竭病史10余年，腔隙性脑梗病史5年。8年前行胆囊切除术，无其他疾病及传染病病史。

体格检查：体温36.1℃，心率69次/分，呼吸24次/分，血压149/97mmHg。营养一般，头颅正常，未触及淋巴结肿大，气管居中，甲状腺无肿大，胸廓对称，心律不齐，心尖区可闻及Ⅱ级杂音，双肺呼吸音稍粗，肝脾肋缘下未触及，腹软无压痛，肠鸣音可，4次/分，脊柱生理曲度正常，四肢关节无畸形，胫前轻度凹陷性水肿。

专科检查：神志清楚，懒言，颈软无抵抗，双瞳孔等大等圆，对光反射灵敏，生理反射存在，病理反射未引出。

辅助检查：心电图示多导联T波改变。

中医诊断：心水病（气虚证）。

西医诊断：慢性心力衰竭，原发性高血压3级。

四诊：神疲乏力，气短懒言，四肢厥冷，不得平卧，偶有咳嗽，咳少量白色泡沫痰，纳眠差，大便干，小便频数。舌淡紫，苔少，脉迟虚。

辨证分析：此为心气不足之脉象。久病心气亏虚，加之过劳，心中空虚，症见心悸。肺主气，司呼吸，朝百脉。心气不足，肺气损伤，故症见气短懒言，自汗乏力。四肢厥冷为心气亏虚，卫阳不足所致。

治法：补益心气，振奋心阳。

脉证分型：心气不足，心血亏虚，脉管空虚，见脉搏无力，虚大，脉律规整。

处方：桂姜苓半汤加减。桂枝15g，生姜15g，茯苓15g，半夏15g，酸枣仁 20g，牡蛎 30g，淫羊藿 15g，丹参 15g，黄芪 30g，当归 15g。

针灸：上焦、心区、内关、神门、太渊、少海、尺泽、合谷、膻中、气海、中脘、关元、足三里、血海、阴陵泉、三阴交、太冲、内庭、公孙。

案 4 火旺型脉诊

朱某，女，69 岁。

主诉：心悸面红，胸闷胸痛 1 个月。

现病史：患者于 1 个月前无明显诱因出现心悸眩晕，面红目赤，自行检查血压 140/90mmHg，心率 87 次 / 分。现为求中药针灸治疗来诊。

刻下症：易怒易惊，胸闷胸痛，五心烦热，口干口苦，尿赤涩痛。舌红，有瘀斑，苔黄，舌质干，脉急数。

既往史：高血压病史 8 年，甲状腺结节，4 年前行胆囊切除术。

体格检查：体温 36.3℃，呼吸 23 次 / 分，血压 140/95mmHg。发育正常，营养一般，头颅正常，未触及淋巴结肿大，气管居中，甲状腺无肿大，胸廓对称，心律整齐，心率 90 次 / 分，未及杂音，双肺可闻及干啰音，肝脾肋缘下未触及，腹软无压痛，肠鸣音可，4 次 / 分，脊柱生理曲度正常，四肢关节无畸形、无肿胀。

专科检查：面色红，神清语利。对答切题，生理反射存在，病理反射未引出。心脏各瓣膜听诊区未闻及明显杂音。

中医诊断：心水病（心阳偏亢）。

西医诊断：高血压性心脏病，高血压 3 级，心功能 2 级。

四诊：颧红，口唇色红绛，左脉虚，苔黄，舌质干，脉弦数。

辨证分析：心阳偏亢，气有余，心火内盛，见胸闷胸痛，烦热，易惊易怒等阳热实证表现，口苦口干、尿赤为热邪灼津之症。

治法：清心泄热，潜阳镇静。

脉证分型：心火内盛，损伤心阴，灼伤心脉，故见脉急数。

处方：黄芪 20g，党参 15g，麦冬 12g，丹参 10g，牛膝 15g，茯苓 10g，酸枣仁 15g，桂枝 10g，炙甘草 10g，川芎 10g，熟地黄 10g，赤芍 12g，枸杞子10g。

针灸：心俞、肝俞、内关、神门、太渊、膻中、中脘、关元、足三里、阴陵泉、血海、三阴交、太溪、公孙、照海。

案5　痰湿郁火型脉诊

王某，女，77岁。

主诉：心悸怔忡，痰多难咯1周。

现病史：患者于1周前因感冒后出现心悸怔忡，心率89次/分。现为求中药针灸治疗来诊。

刻下症：焦虑惊疑，渴不多饮，痰多色黄，难咯出，口干口苦，大便干结，小便色黄。舌红绛，苔黄腻，脉滑弦数。

既往史：慢性心力衰竭病史3年，2型糖尿病病史10年，高脂血症病史15年。

体格检查：体温37.9℃，呼吸26次/分，血压149/90mmHg。体瘦，营养一般，头颅正常，未触及淋巴结肿大，气管居中，甲状腺无肿大，胸廓对称，心律整齐，心率90次/分，双肺可闻及细湿啰音，肝脾肋缘下未触及，腹软无压痛，肠鸣音可，4次/分，脊柱生理曲度正常，四肢关节无畸形，双下肢胫前轻度凹陷性肿胀。

专科检查：面浮，神疲。对答切题，生理反射存在，病理反射未引出。心脏各瓣膜听诊区未闻及明显杂音。

中医诊断：心水病（痰湿郁火）。

西医诊断：慢性心力衰竭，2型糖尿病，高脂血症。

四诊：面浮颧红，口唇色深，苔黄腻，脉滑弦数。

辨证分析：痰火内郁，火热灼心，症见怔忡；痰火上扰，损伤神明，见焦虑惊疑；痰延壅盛，气机滞塞，脾胃受损，见胸闷痰多。

治法：清热化痰，镇惊安神。

脉证分型：火、痰、湿停聚体内，坚韧胶固，结伏于经络之间，碍其流行之道路，故有脉滑弦数。

处方：柴胡 20g，黄芩 15g，麦冬 12g，党参 10g，黄连 15g，半夏 10g，瓜蒌 15g，白芥子 15g，苏子 15g，莱菔子 15g，竹沥 15g。

针灸：心俞、肺俞、内关、神门、太渊、膻中、中脘、关元、气海、足三里、阴陵泉、血海、三阴交、太溪、公孙、丰隆、内庭。

案 6　水气凌心型脉诊

金某，男，79 岁。

主诉：心悸怔忡，气短喘促，不能平卧 2 周。

现病史：患者 2 周前出现心悸怔忡，气短喘促，不能平卧，下肢浮肿，肢冷畏寒。服用强心药、利尿药（西药名称及剂量具体不详）后症状未见明显缓解，现为求中药针灸治疗来诊。

刻下症：心悸胸闷，气短乏力，喘促不能平卧，下肢浮肿。大便干结，小便少。舌质青有瘀点，舌体胖大，苔白腻，脉结代，重按无力。

既往史：慢性心力衰竭病史 10 年。

体格检查：体温 36.5℃，呼吸 26 次 / 分，血压 100/64mmHg。体瘦，营养一般，头颅正常，未触及淋巴结肿大，气管居中，甲状腺无肿大，胸廓对称，心律不齐，可闻及早搏 5 次 / 分，心率 89 次 / 分，双肺可闻及少量湿啰音，肝脾肋缘下未触及，腹软无压痛，肠鸣音可，4 次 / 分，脊柱生理曲度正常，四肢关节无畸形，双下肢胫前凹陷性肿胀。

专科检查：面浮，神疲。对答切题，生理反射存在，病理反射未引出。心音弱。

中医诊断：心水病（水气凌心）。

西医诊断：慢性心力衰竭，心功能 4 级。

四诊：面浮，面色少华，唇甲色淡紫，舌质青有瘀点，舌体胖大，苔白腻，脉结代，重按无力。

辨证分析：心阳被遏，心气损伤，症见心悸怔忡，水饮内停，脾失健运，故见不能平卧，面浮肢肿。

治法：温阳利水，通脉逐饮。

脉证分型：心阳阻遏，气血运行失常，瘀血阻滞脉络，故出现结代脉。

处方：党参20g，附片15g，琥珀15g，茯苓20g，薏苡仁15g，檀香15g，乌药10g，桂枝15g，生姜15g。

针灸：心俞、厥阴俞、肾俞、内关、神门、太渊、膻中、中脘、关元、气海、足三里、阴陵泉、血海、三阴交、太溪、公孙、丰隆、内庭、百会。

（杨隽　赵冬　汪袁凤　李金艳）

第四章

舌诊在慢性心力衰竭（心水病）中的应用

第一节　吕光荣教授治疗心水病舌诊经验总结

舌诊是中医望诊中重要的诊疗手段之一，历来被医家所重视。心开窍于舌。《灵枢·经脉》谓“手少阴之脉系舌本”。《千金要方》载有“舌者心之官，故心气通于舌”。说明舌与心有着密切关系。《医贯》曰：“肺之下为心，心有细络上系于肺，肺受清气，下乃灌注，其象尖长而圆，其色赤，其中窍数多寡各异，迥不相同……下无透窍，心之下有心包络……象如仰盂，心即居于其中，九重端拱，寂然不动。”《医宗金鉴》曰：“心居肺下膈上。”心在体合脉，其经脉下络小肠，与小肠互为表里，开窍于舌。《古今医案按》云：“证有真假凭诸脉，脉有真假凭诸舌。”说明舌诊是最为可靠的辨证依据。舌也是最能迅速而准确地反映人体生理功能和病理变化的一个器官。人体五脏六腑、四肢百骸通过经络的络属关系与舌体构成一个有机的整体，脏腑的生理功能、病理变化可通过舌的动态变化反映出来，因此舌质、舌苔、舌态及舌下络脉的变化是中医辨证论治的重要依据。《世医得效方》云：“心之本脉系于舌根，脾之络脉系于舌旁，肝脉循阴器络于舌本，肾之津液出于舌端，分布五脏，心实主之。”因此，舌质和舌苔的变化可以反映出全身的病变，尤其是心的气血阴阳变化。全身的脏腑和经脉相互联系，其中心系病证与舌的关系尤为密切。

匡调元认为，舌象具有生物全息性，与全身其他全息元具有队形的相似性。中医通过舌质和舌苔来了解人体脏腑的虚实，对诊断心水病的病因病机、确立治法方药、判断预后与转归都有十分重要的意义。

《黄帝内经》是我国最早记载舌诊内容的古典医籍，其中对舌的相关记载有60多条。《灵枢》论述了舌的生理、解剖，《素问》所论述的主要是舌的病理及舌诊的诊断意义。舌作为“心之官”，又是“脾之外候”，具有辨别滋味的特殊功能和混合饮食物的作用。《灵枢·脉度》说：“心气通于舌，心和则舌能知五味矣……脾气通于口，脾和则口能知五谷矣。”《灵枢·五阅五使》曰：“心病者，舌卷短，颧赤。”《灵枢·口问》言：“心动则五脏六腑皆摇。”诸心病，如心痹、胸痹、真心痛等，致心气损伤，气虚血凝，或气滞血瘀，脉道不通，无以运行，血不养心。心脉与肺通，心病及肺，肺脉瘀阻，肺气损伤，司呼吸、主治节、通调水道等功能失调；心脉与肾连，心病及肾，肾主水，水液平衡失调；心郁则肝郁，心病累肝，肝藏血，疏泄障碍。《灵枢·经脉》曰：“手少阴之别……循经入于心中，系舌本。”心之络脉与舌直接相连。《素问·阴阳应象大论》曰：“心主脉……在窍为舌。”舌的血络最为丰富，与心主血脉功能相关。《临症验舌法》曰：“舌者，心之苗也。”指出舌为心之苗窍，与心的生理功能、病理变化直接相关。观察《黄帝内经》中对于舌体的形态、舌苔及判断预后的内容。《素问·脉要精微论》认为“心脉搏坚而长，当病舌卷不能言”。舌纵、舌萎、舌本强、舌卷等是指舌体的形态，虽然未描述其他症状，但具有非常重要的参考价值。

近年来，舌诊仪凭借其简便、标准、快捷等优势，广泛应用于临床及舌诊客观化研究中。李春杰等在对比了366例冠心病患者治疗前后的舌象动态变化后，发现治疗前冠心病患者的舌色可分为9种，比例最高的是暗红，其后依次为淡白、淡暗、淡红、淡紫、紫、紫暗、红，比例最少的为绛紫。通过治疗后，发现冠心病患者的舌色则以暗红、淡红为主。焦启超等在对比了150例冠心病患者及100例非冠心病患者的舌象后，发现劳力型心绞痛患者的舌体胖大、边有齿痕、色青紫或淡青，而且颜色暗而无泽；变异型心绞痛患者舌象正常、舌体瘦小、舌色淡红；心肌梗死患者舌体胖大、色青紫且暗滞。孙怡春等则提出急性心肌梗死早期以薄白苔为主，若舌苔由薄变腻，至黄至黑，则病情越来越严重，若舌苔由黑至黄，至腻至薄，则病情有所好转。目前舌诊客观化研究不仅可以反映疾病不同程度的状态，而且也可以用中医语言给心系疾病的预防奠定坚实可靠的基础。

现代研究对冠心病患者进行舌象观察，发现所有患者舌下络脉均有不同程度的扩张、扭曲或瘀斑，表明瘀血阻滞是冠心病的主要病机。另外，有部分患者的舌苔为白腻或黄腻，提示痰浊阻滞是冠心病的又一重要病机。另有部分患者在急性心肌梗死发病前出现了舌尖小块剥落现象，且血清酶学检查发现此类患者的肌酸磷酸激酶值较高，提示心肌梗死范围较大，坏死心肌数目多，可作为心肌梗死辨别的一个重要警示指标。而对慢性心力衰竭患者的心功能分级与中医证型及舌象特点进行关联性分析，发现心功能Ⅱ级患者以气虚血瘀证为多，以淡红舌、红舌、薄白苔、舌下络脉淡紫色为主；心功能Ⅲ级者以气虚血瘀证居多，舌象以暗红舌、薄白苔、舌下络脉青紫为多见；而心功能Ⅳ级者以阳虚水泛、痰瘀互阻证为多，舌象以暗红舌、白苔稍厚、舌下络脉青紫最为常见。表明随着心功能分级的增加，患者的舌色由淡红逐渐向暗红转变，苔质由薄苔逐渐向厚苔转变，舌下络脉颜色由淡紫向青紫转变。提示舌象的变化可以作为心衰程度轻重的一个重要诊断指标。有研究采用舌象仪对不稳定型心绞痛重度心气虚证的患者在介入手术前、术后1个月和10个月的舌象进行分析，根据舌象的变化，结合临床各项指标，认为舌象可以作为冠心病证候演变的客观依据。

正常人的舌下系带两侧有两条青紫色的静脉和一些微细的小血管，中医把前者称为络脉，后者称为细络。舌下络脉是人体脏腑之虚实、气血之盛衰等信息的“镜子”，为诊断及预测疾病的转归提供重要依据。现代研究结果显示单纯冠心病患者舌底脉络以短、细、青紫、轻度迂曲为主要表现，冠心病合并糖尿病患者舌底脉络以中长、中粗、青紫、重度迂曲为主要表现，冠心病合并高血压患者舌底脉络长短、粗细、迂曲程度都以中度为主，颜色以青紫为主，冠心病合并糖尿病及高血压患者舌底脉络以中长、粗、青紫、重度迂曲为主。通过比较冠心病合并不同疾病舌底脉络分支情况可知，冠心病无论合并糖尿病还是合并高血压，舌底脉络都以有分支为主，单纯冠心病患者舌底脉络分支较少见。由此可见，合并疾病越多，舌底脉络无论从长短、粗细、颜色、迂曲程度等方面变化都更为明显，特别是合并有糖尿病的患者，舌底脉络征象较正常人更为明显，推测合并疾病越多，患者的血管损伤越严重，脏腑气血津液的输布越异常，体内血瘀程度越重。

吕光荣教授历来重视舌诊在疾病诊断治疗中的作用，他认为舌诊与脉诊具有同样重要的地位，心水病同理。心开窍于舌，心脉连舌本，故有“舌为心之苗”的论述。舌主味觉，在心的作用下反映其生理作用。《灵枢·脉度》说：“心气通于舌，心和则舌能知五味矣。”说明心气足，则舌红柔润，运动灵敏。反之，心气虚，则舌淡无华。血行滞涩，则见舌质青紫，或见瘀斑。

吕光荣教授认为望诊下的舌诊对心水病具有独特的前期诊断优势，同时西医学的诊断方式同样不应当被拒之门外。

吕光荣教授将望舌内容分为望舌质、望舌苔、特征性舌诊组合三部分。正常舌象，简称“淡红舌、薄白苔”。具体说，指舌体柔软，运动灵活自如，颜色淡红而鲜明，其胖瘦、老嫩、大小适中，无异常形态；舌苔薄白润泽，颗粒均匀，薄薄地铺于舌面，揩之不去，其下有根与舌质如同一体，干湿适中，不黏不腻等。

1. 舌神

舌神主要表现在舌质的荣润和灵动方面。吕光荣教授认为察舌神应与整体“神”的情况结合效果更好，关键在于辨舌的荣枯与面部表情、眼神、步态、手势、语言环境内容等相关联。舌之荣者，荣润而有光彩，表现为舌的运动灵活，舌色红润，鲜明光泽，富有生气，是谓有神，虽病亦属善候。舌之枯者，枯晦而无光彩，表现为舌的运动不灵，舌质干枯，晦暗无光，是谓无神，属凶险恶候。可见舌神之有无，反映了脏腑、气血、津液之盛衰，关系到疾病预后的吉凶。心水证舌神一般表现为呆滞少神。

2. 舌色

舌色一般可分为淡白、淡红、红、绛、紫、青几种，都可以见于心水证。

淡红舌一般为正常舌色，吕光荣教授认为在心水证早期可以有淡红舌，随着病情的演变，可逐步转为淡白舌，或者这种淡红的性质会逐步改变。淡白舌是心水证比较常见的特征，舌色较淡红舌浅淡，甚至全无血色，由于阳虚生化阴血的功能减退，推动血液运行之力亦减弱，以致血液不能营运于舌中，主虚寒或气血双亏。因气滞血瘀、寒凝血瘀或阳虚生寒引起的心水证出现紫舌，这种表现多表现为舌淡紫或青紫湿润。少部分热盛伤津、气血壅滞者也可以表现为绛紫而干枯少津。青舌多由于阴寒邪盛，阳气郁而不宣，血液凝滞，故舌色发青，原理同紫色，差异在紫舌瘀血的病理相对严重。

红舌的舌色鲜红，较淡红舌深，常因热盛致气血沸涌、舌体脉络充盈，则舌色鲜红，故主热证、实证或虚热证。绛舌是比红舌本身更暗的舌象，由红舌演变到绛舌，是部分患者急性热病演变到心水病的一个过程，这类舌象在外感多为热入营血，在内伤多为阴虚火旺。

3. 舌形

舌形指舌体的形状，包括老嫩、胖瘦、胀瘪、裂纹、芒刺、齿痕等异常变化。吕光荣教授在心水病的辨证上，认为舌形对慢性脏器损伤更有价值。娇嫩舌、胖大舌、齿痕舌，是慢性心水病常见的特征，与脾肾阳气虚有关。娇嫩舌者舌质纹理细腻，其色娇嫩，其形多浮胖，称为娇嫩舌，多主虚证。胀大舌可分胖大舌和肿胀舌。舌体较正常舌大，甚至伸舌满口，或有齿痕，称胖大舌。舌体肿大，胀塞满口，不能缩回闭口，称肿胀舌。胖大舌，多因水饮痰湿阻滞所致；肿胀舌，多因热毒、酒毒致气血上壅，致舌体肿胀，多主热证或中毒。齿痕舌舌体边缘有牙齿压印的痕迹，近年来越来越多见，吕光荣教授认为与当前社会转型，体力劳动不足，脾不健运，虚不化湿有关，致湿阻于舌而舌体胖大，受齿列挤压而形成齿痕，主脾虚或湿盛。

极少部分心水病患者可以见到苍老舌、裂纹舌等，苍老舌是指舌质纹理粗糙，形态坚敛，谓苍老舌，结合舌苔和舌色判断，舌质苍老多属实证，心水病多为急性或亚急性。裂纹舌者舌面上有裂沟，而裂沟中无舌苔覆盖，多因精血亏损，津液耗伤、舌体失养所致。舌态的变化一般与心水病关联性不强，少数心水病晚期患者，可以表现为强硬舌、痿软舌、颤动舌、吐弄舌，但不多见。

4. 舌苔

正常的舌苔是由胃气上蒸所生，故胃气的盛衰可从舌苔的变化上反映出来。病理舌苔的形成，一是胃气夹饮食积滞之浊气上升而生；二是邪气上升而形成。所以吕光荣教授认为心水病的舌诊首先要观察舌质形色的变化，其次在形色的基础上再结合津液、胃气盛衰等变化问题来理解舌苔更具有意义。

舌诊的自身综合观察和结合其他四诊的综合诊察是心水病诊疗的主要思路。

疾病的发展过程是一个复杂的整体性变化过程，因此在分别掌握舌质、舌苔的基本变化及其主病时，还应同时分析舌质和舌苔的相互关系。一般认为察舌质重在辨正气的虚实，当然也包括邪气的性质；察舌苔重在辨邪气的浅深与性质，当然也包括胃气之存亡。从二者的联系而言，必须合参才能认识全面，无论二者单独变化还是同时变化，都应综合诊察。在一般情况下，舌质与舌苔变化是一致的，其主病往往是各自主病的综合。如里实热证，多见舌红苔黄而干；里虚寒证多舌淡苔白而润。这是学习舌诊执简驭繁的要领，但是也有二者变化不一致的时候，故更需四诊合参，综合评判。如苔白虽主寒主湿，但若红绛舌兼白干苔，则属燥热伤津，由于燥气化火迅速，苔色尚未转黄，便已入营；再如白厚积粉苔，亦主邪热炽盛，并不主寒；灰黑苔可属热证，亦可属寒证，需结合舌质润燥来辨。有时二者主病是矛盾的，但亦需合看。如红绛舌白滑腻苔，在外感属营分有热，气分有湿；在内伤为阴虚火旺，又有痰浊食积。

吕光荣教授认为心水病的原因，既可以有心本身和心包、心脉的病变，以及心气损伤出现的功能失常后期，如常见的风湿痹、心痹、眩晕、真心痛、胸痹、脉律失常、心气脱、心悸、脱疽等病证；也可以是其他脏腑病变所致，如咳喘、肺胀、水肿、肝胀、虚劳等多种疾病。在舌诊的同时，对面色、唇色、神采、指甲、皮肤色泽等也要有所了解，注意体态、神采的变化。

通过整理古代文献和现代研究，结合自身临床实践经验，吕光荣教授对心水病形成了特色鲜明、疗效显著的中医舌诊诊疗体系，总结出心水病与舌象的内在联系，并应用于临床诊疗中，为心水病的诊断和治疗提供了更广阔的思路。吕光荣教授认为，观察舌质及舌苔的变化来研究心水病，实为必要。心系病常见舌质淡或舌红，或红绛或青紫，或舌边青，或见瘀点，舌体胖大或舌乳头消失，舌体细嫩，边缘有齿痕。或瘦小，或舌面有裂纹。舌苔白，或黄，或黄腻，或苔少，或斑驳，或光剥无苔，苔上有津或干焦。舌色及舌苔的观察有助于诊断辨病，如舌质青紫多见于胸痹、心气脱、心水；舌青、舌体歪斜为眩晕中风后遗症；舌体颤抖在部分心痹患者中可以见到。但有时辨病较难，尚待进一步发掘。一般舌红为心经实热，红绛为热极，舌尖红为心阴不足，舌青紫为心脉瘀阻，舌体胖大为阳虚，苔白为寒湿，黄腻为湿热，苔少或光剥为心阴不足。舌苔常随病程变化中的阴阳盛衰、寒热交替而变化，应仔细观察。

吕光荣教授将心水病分为4个证型，包括心阳虚、心阴衰败、血脉瘀阻、阴竭阳脱。心阳虚者舌质淡，体胖大，或淡青，或暗滞，苔白或少。心阴衰败者舌红绛，或青紫，苔黄或少苔，光如镜面而干。血脉瘀阻者舌质青紫，或淡白而滞，苔少或无苔。阴竭阳脱者舌质青，苔少如镜面。心水病为久患心系病所引起，4个证型总体而言多为虚证。根据舌脉证候不同，治法也有所不同：如心阳不足者，治以壮阳益心，温经行水；心阴不足者，治以养阴宁心，育阴利水；气虚阳脱者，治以补气回阳，益气固脱；阴虚精竭者，治以坚阴益元，填精补髓。其中，纳食不振者，健脾益胃；血瘀积滞者，活血祛瘀；气滞水蓄者，疏通气机，行水消肿。因为本类疾病总体预后较差，常反复发作。症见通身肿满、气短不续、手足厥冷、尿少尿闭、晕厥迷蒙等，为危重难治之候。所以吕光荣教授提出“超早期诊断，超早期预防”的理念，即使从舌脉观察，早期诊断可对存心水病可能性的患者进行早期的预防和治疗。而通过超早期诊断，多数患者可以提前三五年以上被诊断可能后来发展为心水病。而对于这些被舌诊超早期诊断出来的患者，吕光荣教授建议都应适当运动，如进行体操、太极拳、散步等锻炼。保持精神愉快，控制饮食，宜少进盐。同时要注意避风寒冷湿，减少复发。

辨证论治是中医学的精华所在，历经两千多年而不衰，迄今为止仍在为临床的诊断治疗提供理论保障。作为辨证论治重要组成部分的中医舌诊，因为其直观性、与脏腑经络的密切联系性，一直被临床医家所重视，在中医四诊中有着不可替代的作用。慢性心力衰竭（心水病）是大多数心血管疾病的最终归宿，也是最主要的死亡原因，由于其疾病的隐匿性及检查手段的复杂性，很多患者诊断出来时已处于终末期，给人类健康带来巨大威胁。中医学通过观察患者的舌质和舌苔的变化，不仅能确定脏腑的生理功能，而且还能判断五脏的虚实、六淫的深浅、病情的轻重及病理变化和预后等。同时，随着现代科技的发展及其在医学领域的广泛应用，以及中西医结合的广泛开展，中医舌诊正在从细胞、分子水平，从微生态等微观角度被进一步研究，与西医生化检测指标相结合，成为新的诊断依据。中医舌诊在宏观、定性发展的同时，正在向微观、定量、客观化发展，相信随着现代科技的发展及在医学领域中的广泛运用，中医舌诊在心水病的诊疗中会呈现出前所未有的广阔前景，为中医治未病、防传变提供更高级别的理论依据。

第二节 舌诊验案举隅

案1 舌暗淡齿痕瘀点心水病案

张某，女，79岁。2019年3月20日初诊。

主诉：心慌腹胀、全身乏力5年。

现病史：患者2014年10月无明显诱因出现心慌、胸闷、头昏、乏力，到某三甲医院住院，诊断为冠状动脉粥样硬化性心脏病，心房纤颤，心功能不全。使用药物治疗，效果尚可。后曾在2015年和2016年出现病情波动并住院治疗，予扩张冠状动脉、改善心肌供血、强心利尿等对症治疗，病情反复发作。2017年6月以来药物控制效果差，至今已住院10余次，故来门诊就诊。自诉胸闷，心悸，活动后喘促，乏力，已经不能自行端碗进食。胃脘及两胁部胀满不适，双下肢轻度浮肿，面色㿠白，四肢不温，平素怕冷，遇寒尿频，纳差，夜眠欠佳。脉细微结代。

舌诊表现：舌质暗淡，有齿痕和瘀点，苔白多涎。

舌诊辨证：患者年老体衰，肾阳不足，故出现舌质暗淡，表现阳虚内寒，清阳不升，难以温煦全身。犯于脾，则脾不健运，气不化湿则水湿内停，停于心则见心水，在舌则见齿痕，苔白而多涎。水湿困心日久，气血运行不畅则舌面有散在瘀点。

辨证：心水（心肾阳虚夹瘀）。

治法：温经行水，化瘀益气。

处方：真武汤合丹参饮加减。

茯苓 15g，芍药 15g，白术 10g，生姜 5 片，附子 15g（先煎 30 分钟），丹参 30g，檀香 10g，砂仁 10g，葶苈子 20g，大枣 7 枚，黄芪 30g。3 剂，每日 1 剂，水煎，日 3 次温服。

针灸：水分、关元、内关、膻中、太溪、太冲透涌泉、足三里、阴陵泉、后溪、申脉、心俞、肺俞、命门、昆仑。每日针刺 1 次。

针气合一治疗手法：平卧或俯卧。放松形神，调匀呼吸。补法进针，得气后导引入静（意守关元或命门）。留针半小时后出针。

导引功法：吕光荣教授心水病相应站桩功法一套，每日早晚练习，每次 30 分钟。

二诊（2019 年 3 月 24 日）：患者胸闷气喘及下肢浮肿均减轻，乏力好转，能够自行进食，小便多。

舌诊表现：舌质暗淡减轻，舌边仍有齿痕和瘀点，多涎明显减少。

治法：继续温经行水，化瘀益气，效不更方。

三诊（2019 年 4 月 5 日）：胸闷气喘已经不明显，下肢浮肿消除，食欲可，体力恢复，可自行进食，走路无须搀扶，胃脘及两胁部胀满不明显。

舌诊表现：舌质转红，暗淡不明显，舌边仍有齿痕和瘀点，多涎基本缓解。

治法：益气化瘀为主，温经行水为辅。

处方：芪附汤合真武汤加减。

黄芪 30g，党参 15g，丹参 30g，檀香 10g，茯苓 15g，芍药 15g，白术 10g，生姜 5 片，附子 10g（先煎 30 分钟），砂仁 10g，大枣 7 枚。10 剂，每两日 1 剂，水煎，日两次温服。

针灸：关元、内关、膻中、百会、太溪、太冲、足三里、阴陵泉、后溪、申脉、心俞、昆仑。每 3 日针刺 1 次。

针气合一治疗手法和导引功法同前。

四诊（2019 年 4 月 25 日）：患者胸闷气喘、下肢浮肿、胃脘及两胁部胀满等证候多已消除，四肢变温，食欲可，活动自如，无须他人护理。

舌诊表现：舌质转红，舌边齿痕减少，瘀点不明显，无流涎。

治疗同前。

临证心得：四诊合参是中医诊病的主要手段，但临床中多有虚实难辨的证候，需要以一种方法为主，其他方法为辅。本患者多次治疗效果不佳，故采用舌诊辨证为主，参考其他，准确辨证，获得了满意的效果。

案2　舌质青淡苔少有裂纹心水病案

苗某，男，70岁。

主诉：反复喘促伴双下肢水肿10余年，加重伴乏力3天。

现病史：患者于10年前劳累后出现喘促咳嗽等症，未经特殊治疗，后症状逐渐加重，伴双下肢踝部轻度凹陷性水肿，行走后明显，休息后减轻，未予重视，病情逐渐加重，多次于我院治疗，曾诊断为慢性心力衰竭，冠状动脉粥样硬化性心脏病。予强心、利尿、扩血管等对症支持治疗，患者病情好转后出院。3天前无明显诱因上述症状再发加重，伴有乏力，活动后不利，休息后明显缓解，夜间高枕而卧，双下肢踝部轻度凹陷性水肿，无头晕头痛、恶心呕吐、心悸胸痛。未予特殊处理，今为求进一步治疗，故来门诊诊治。现症见喘促、乏力，活动后明显，休息后明显缓解，夜间高枕而卧，双下肢踝部轻度凹陷性水肿，纳差，眠可，大小便可。

既往史：高血压病史20余年，血压最高达160/110mmHg，血压平素控制尚可；脑梗死病史10余年；冠心病病史2年余；糖尿病病史1年余。

过敏史：否认食物、药物过敏史。

主症：水肿，肝大或硬，胁肋胀满，呕吐恶心，黄疸，神倦畏寒，四肢厥逆，颜面指甲青紫，烦躁易怒，口干咽燥，五心烦热，尿赤不利，颈脉动甚，脉散涩。

舌诊表现：舌质淡而青，苔少，中有裂纹。

舌诊辨证：患者年老体衰，元气不足，阳不升举，故出现舌质淡。元阳不足，无力濡养元气运行于周身，故而烦躁不安。阳气不足，下不纳气，上不升脾，水湿内停，内停于心则生心水。气虚与水湿共存，则气滞于心肝，症见喘促，乏力，烦躁。久则气虚生瘀，阳气不足，内生寒气，则舌质青，精不上行则舌少苔，有裂纹。

中医诊断：心水病（气虚血瘀）。

西医诊断：慢性心力衰竭，冠状动脉粥样硬化性心脏病，高血压 3 级（极高危组），2 型糖尿病。

治法：疏肝解郁，活血通络。

处方：加味逍遥散合四物化郁汤合丹参百合饮。

当归、白芍、茯苓、白术各 15g，柴胡、牡丹皮、栀子各 12g，甘草 3g，黄芪 30g，香附、佛手各 12g，水蛭 6g，地龙 12g，丹参 20g，百合 12g，檀香 10g。

临证心得：本患者高血压后患心水病，见脉散涩，四肢厥逆，颜面、指甲青紫，烦躁易怒，五心烦热，尿赤不利，临床表现难辨证候。联想血瘀和阴虚火旺、血虚均可。但吕光荣教授从阳气不足入手，气虚、气滞为病机辨证要点，治以理气养血，收到了满意的效果。服用 5 剂中药后，患者烦躁、胁肋胀满、呕吐恶心等症状均减轻，后再逐步回归疾病本源，温煦肾阳，解决神倦畏寒、四肢厥逆等问题，方法独到。

案 3　青紫齿痕舌心水病案

黄某，女，69 岁。

主诉：反复胸闷、憋气 10 年，加重伴喘息 1 周。

现病史：患者 10 年前因胸痛就诊于某医院，诊断为急性前间壁心梗，住院治疗 1 个月后好转。2 个月后因受凉出现咳嗽、咳少量白痰，无发热、胸痛、喘息，伴轻度胸闷、气短，无心悸，无双下肢水肿。在某医院就诊，考虑为心功能不全，经治疗好转。此后间断服用地高辛、利尿剂。10 年间反复出现胸闷、憋气，多于快走或一般家务劳动时出现，时伴咳嗽、咳白痰，偶有双下肢水肿，平卧困难，经休息、口服地高辛等药后可逐渐缓解。现症见反复出现胸闷、胸痛、气促，活动后加重，每次持续时间不等，吸氧后略有缓解，取端坐位休息，夜间不能平卧，双下肢水肿，起病以来精神、睡眠、食欲欠佳，大小便正常，体力、体重无明显变化。

既往史：高血压病史30余年，血压最高达210/110mmHg，自服降压0号、苯磺酸氨氯地平片控制血压，血压控制尚可。无手术及输血史，无其他疾病及传染病病史。

月经史：15岁月经初潮，月经周期2~4/26~28，末次月经1998年3月。平时月经规律，经量少，经色暗红，白带量正常，无痛经史，孕2产2。

体格检查：体温36.3℃，心率93次/分，呼吸18次/分，血压156/90mmHg。神志清楚，精神可，查体合作，颈软，双下肢水肿，全身皮肤未见出血点和黄染，全身浅表淋巴结未见肿大，颈静脉怒张，肝颈静脉回流征阳性，心界扩大，心律不齐，腹平软，未触及压痛及反跳痛，双肾区无叩击痛。

专科检查：神志清楚，颈软无抵抗，双瞳孔等大等圆，对光反射灵敏，生理反射存在，病理反射未引出。

辅助检查：心脏彩超提示扩张型心肌病，左心室增大，右房室腔大小正常，左心室收缩功能降低，左心室缩短分数15%，射血分数30%。

主症：心悸怔忡，胸痛闷乱，烦躁焦虑，爪甲、口唇青紫，颈脉动甚，面色晦暗，脉结代。

舌诊表现：舌质青紫，苔白。

舌诊辨证：患者老年女性，10年胸痛病史，30年高血压病史，久病必瘀血，久病必虚。舌色青，精不上行则少苔有裂纹，此为心脉瘀阻所致。心血瘀阻，血滞脉中，血脉不通，则症见心悸怔忡，胸痛闷乱。血脉闭阻，营血不达四末、颜面，则症见指甲、口唇青紫，面色晦暗。喘息乃为肺脉损伤所引起，所谓“心痹者，脉不通”，即指此言。应中药、针灸结合，采取紧急措施急救处理。

中医诊断：胸痹心水病（气滞血瘀）。

西医诊断：慢性心力衰竭，原发性高血压3期，心功能不全。

治法：活血祛瘀，通经活络。

处方：桃红饮加减。

桃仁15g，红花15g，川芎20g，当归20g，威灵仙15g，丹参20g，琥珀

15g。

针灸：内关、膻中、关元、肾俞、足三里、手三里、百会、印堂。

临证心得：本患者具有中医舌诊典型的舌象表现，诊断为胸痹，治以活血化瘀，桃红饮是吕光荣教授常用方剂，每每获益。

（罗诚　任泽琴　李莉　徐金龙）

第五章

中医综合疗法在慢性心力衰竭（心水病）中的应用

对于慢性心力衰竭（心水病）的治疗，吕光荣教授多采取综合疗法，认为中医应当运用“三术”——中药、针灸、气功，来整体治疗心系疾病。

第一节 丹参百合饮在慢性心力衰竭（心水病）中的应用

丹参百合饮是吕光荣教授治疗心脑血管疾病气滞血瘀证的常用经验方。吕光荣教授在治疗心水病的过程中，常在此方基础上根据患者的具体情况灵活加减应用，取得了较好的临床疗效。

一、处方来源与方解

丹参百合饮由丹参饮合百合汤组成。丹参饮源自清代陈修园的《时方歌括》，由丹参、砂仁、檀香组成，具有活血化瘀、行气止痛之功效。陈修园言丹参饮“治心胸诸痛神验，妇人更宜，亦属血痛，亦可通治诸痛”。百合汤亦出自《时方歌括》，由百合、乌药两味中药组成，陈修园认为“百合汤，治心口痛，诸药不效，亦属气痛”。吕光荣教授在治疗老年心脑血管疾病时，将两方合而用之，组成丹参百合饮。丹参最早载于《神农本草经》，并被列为上品，“丹参味苦，微寒，无毒。主心腹邪气，肠鸣幽幽如走水，寒热积聚，破癥除瘕，止烦满，益气”。明代李时珍在《本草纲目》中收载了现今已亡佚的医书《妇人明理论》中的话，“四物汤治妇人病，不问产前产后，经水多少，皆可通用。唯一味丹参散，主治与之相同。盖丹参……其功大类当归、地黄、川芎、芍药故也”。后人云“一味丹参，功同四物”，民间亦有“一味丹参饮，功同四物汤”之说。方中丹参味苦，性微寒，入心、肝经，具有活血、行气、止痛的功效。砂仁辛温，归脾、胃、肾经，具有化湿开胃、温脾理气之效，脾胃功能强健，气血生化有源，君主之官得养，亦能助心行气。《医林纂要》言砂仁可“润肾，补肝，补命门，和脾胃，开郁结”。《药品化义》曰：“砂仁，辛散苦降，气味俱厚。主散结导滞，行气下气，取其香气能和五脏，随所引药通行诸经。”檀香，辛温，归脾、胃、心、肺经，具有行气、散寒、止痛之功。《本草备要》云：“檀香，调脾胃，利胸膈，为理气要药。”方中可引药力上行，而调中开胸止痛。百合，甘寒，归心、肺经，有养阴润肺，清心安神之功。《雷公炮制药性解》言其“入心、肺、大肠、小肠四经”。《神农本草经》言百合“主邪气腹胀、心痛，利大小便，补中益气”。《药性论》言其可“除心下急、满、痛”。《金匮要略·百合狐惑阴阳毒病脉证治》中用百合治疗百合病者，盖其能入肺经而朝百脉，通行全身气血而治疗诸痛。乌药，辛温，归肺、脾、胃、肝、肾、膀胱经，具有顺气止痛、温肾散寒之功。《本草从新》言乌药“上入脾、肺，下通膀胱与肾”。《本草通玄》云其“理七情郁结，气血凝停”。《本草纲目》言其“辛温香窜，能散诸气”。全方五味，寒热兼备，升中有降，补中有行，气血双调，五脏皆顾，为治疗心系病证的核心用药。

二、加减应用

吕光荣教授认为心系病证非单一病因，临证错杂者较多，治疗时务必攻补兼施，以助君主之官复其“主血脉”之功，治疗中应当综合考虑气、血、阴、阳、痰、饮、瘀、滞、毒等因素，临床务必详审。伴气血不足者，吕光荣教授常将丹参百合饮与补中益气汤合用，补益气血再加活血行气通络，标本同治。伴咳嗽咳痰者，加茯苓、车前草、桔梗、紫菀，意在化痰止咳的同时利水，既可清肺热除痰，兼顾脾胃，亦可通过利小便而减轻心脏负担。吕光荣教授认为，这与西医治疗心力衰竭时使用利尿剂有异曲同工之妙。伴腰酸、头晕者，加枸杞子、菊花、肉苁蓉，吕光荣教授认为此配伍既可以补肾之不足，也可清利头目而止眩晕。伴失眠、多梦者，可酌加酸枣仁汤，但失眠原因颇杂，五脏六腑皆可令人失眠，适时配合柴胡、郁金疏肝解郁，合用痛泻要方调理肝脾，既能起到良效，同时亦可加强通行气血之力。长期吸烟而见肺热者，吕光荣教授常配黄芩、生地黄，一则泄肺热，二则滋肾水，以免过伤肺阴。

三、现代研究

丹参饮具有治疗多种内科疾病的作用，如慢性萎缩性胃炎、原发性贲门失弛缓症、消化性溃疡、肺源性心脏病、心力衰竭、冠心病、心绞痛等。药理研究表明，丹参饮有抑制心肌肥厚、抗脂质过氧化、增加心肌收缩力及冠状动脉血流、改善心肌糖脂代谢紊乱、保护心肌细胞和心脏超微结构、降血糖、促进红细胞再生等诸多功效。动物实验表明，丹参饮对心肌缺血再灌注损伤大鼠的心肌具有保护作用，其机制可能与抑制大鼠心肌线粒体细胞膜转换孔开放、缓解心肌线粒体肿胀相关，亦有研究显示丹参饮对于心肌的保护作用可能是与促进冠状动脉侧支循环开放、改善心功能及心肌代谢有关。张玉昆等研究显示，丹参饮可通过改善血小板聚集、抑制凝血及血小板释放亢进的状态而达到降低全血黏度、改善气虚血瘀状态的目的。蔡啸静等通过研究认为丹参饮联合常规西药治疗慢性肺源性心脏病心力衰竭有效，临床有推广价值。

四、临床应用案例

案 1

龙某，男，38 岁。2018 年 10 月 13 日就诊。

2 年前因心前区闷痛不适，行冠状动脉造影检查诊断为冠心病，平素服用阿司匹林、阿托伐他汀、丹参滴丸等。既往有高血压、高血脂、高尿酸血症病史，否认外伤手术及其他疾病病史，已尝试戒烟酒。近来仍感心前区不适，闷痛，时感心悸，时有干咳，二便调，纳可，眠欠佳，时有腰膝酸软。舌质暗红，苔白微腻，有齿痕，脉沉细。X线提示肺纹理增多。心电图提示部分S-T段改变。否认药物、食物过敏史。

西医诊断：冠心病，心肌供血不足。

中医诊断：真心痛（脾肾两虚，心失所养）。

治法：补心脾肾，调补气血。

处方：丹参百合饮合补中益气汤加减。

丹参20g，百合15g，檀香10g，乌药12g，砂仁15g，防风15g，白术30g，陈皮15g，白芍15g，桔梗15g，黄芪30g，紫菀30g，牛膝15g，酸枣仁20g，川芎15g，茯苓15g，莲子15g，枸杞子15g，菊花10g，肉苁蓉20g。

针灸：风池、百会、廉泉、内关、合谷、列缺、尺泽、鱼际、膻中、中脘、水分、天枢、气海、血海、足三里、太冲、太溪、行间。

眼针取穴：心区、上焦。

临证心得：冠心病在临床中较为常见，是导致慢性心力衰竭的常见病因，随着生活水平的提高及不良生活方式的影响，其发病率有所增加，临床常表现为心前区不适，西医认为该病多由冠状动脉供血不足所致。近年来的一项横断面研究显示，血瘀（占77.89%）和气虚（占67.17%）为冠心病最常见的证候要素，而对于冠心病心血不足伴有瘀血者，吕光荣教授多用此方加减。他主张心血管疾病的早期诊断与治疗，早期药物与针灸干预将有利于减少患者后期的并发症，可以避免或延缓向心水病发展。此证患者除心血管问题外，还有咳嗽，久咳伤肺，亦影响到心，需心、脾、肾同治。以补中益气汤补气血之不足，加行气活血之药，配合针刺，嘱患者练习气功调心，周行气血，心悸之症可缓。吕光荣教授认为，心悸的主要病因在于缺血，心供血不足，在冠心病中表现尤为突出。从中医学角度考虑，多因虚因瘀而心悸。一方面要考虑缺血的问题，因此要补虚；另一方面也要考虑瘀血的问题，然病因非独瘀血，气滞、痰饮、郁热、湿浊等因素皆要考虑，因此要用“通”法，具体包括行气、祛痰、化饮、解郁、利水等法，不可一见心悸仅用活血化瘀之法。虽然核心问题在于缺血，但病因不同。在审证求因的过程中应当进行全面分析。

案2

朱某，男，66岁，2018年11月5日就诊。

有冠心病、肺心病、高血压病史20余年，曾检查B超提示前列腺增生、肝囊肿、肾囊肿、脂肪肝。1周前感冒后出现轻微咳嗽，口中黏腻不爽，大便干溏不调，时有腰酸、腹胀、心慌、胸闷，小便无力，纳眠尚可。查体见双下肢轻度凹陷性水肿，可见轻度下肢静脉曲张。心电图提示窦性心律，85次/分，轻度S-T段改变。X线示双肺纹理增多，心影增大。舌质暗红，苔薄黄腻，脉弦细。

西医诊断：冠心病，心肌供血不足。

中医诊断：心水（脾肾两虚，心失所养）。

治法：补心脾肾，调补气血。

处方：丹参百合饮合痛泻要方加减。

丹参20g，百合15g，檀香10g，砂仁15g，台乌10g，白术30g，防风12g，陈皮15g，白芍15g，茯苓20g，莲子15g，法半夏15g，薏苡仁15g，枸杞子15g，菊花10g，肉苁蓉20g，紫菀30g，桔梗15g。

临证心得：在治疗心水病的过程中，吕光荣教授十分重视“超前诊断”。他认为，冠心病、高血压及肺心病是引起心水病最常见的因素，如果不及时治疗，最终都将发展为心力衰竭。在疾病发生的早期，从脉诊中也可判断患者将来可能发生的心脏疾患。此患者有冠心病、肺心病、高血压病多年，现因感冒后出现咳嗽、心慌、胸闷等症，加之患者患多种疾病，涉及心、肝、脾、肺、肾诸脏，然心为五脏六腑之大主，故以治心为要，仍以丹参百合饮健脾养心、活血行气、除湿利水，合痛泻要方调理中焦脾胃功能，再加法半夏、茯苓、薏苡仁，取二陈汤意，加强燥湿化痰、理气和中之力；患者年老，必有精癃之疾，予枸杞子、肉苁蓉补肾助膀胱气化，辅以清热解毒之菊花反佐且可清头风，以紫菀、桔梗化痰止咳。全方以治心为主，通调五脏，调补全身气血。

案3

雷某，女，73岁，2001年10月4日初诊。

动态心电图和超声心动图检查诊断为冠心病、慢性心力衰竭、心房颤动。用地高辛、阿司匹林等治疗，效果不理想。诊见心慌气短，胸闷眩晕，烦躁不安，面色暗滞，舌质暗有瘀点，脉散涩。心电图示心房颤动。

西医诊断：心房颤动。

中医诊断：心水病（气虚血瘀，心神失养）。

治法：宁心安神，理气活血。

处方：丹参百合饮合六味地黄丸加减。

丹参 20g，百合 15g，檀香 10g，乌药 12g，砂仁 15g，熟地黄 20g，山萸肉 20g，山药 20g，茯苓 15g，牡丹皮 15g，泽泻 15g，黄芪 30g，防风 15g，川芎 15g，赤芍 15g，白术 15g。

针灸：取足三里、内关、膻中以宁心安神、理气活血，取太冲、太溪以疏肝补肾。眼针取穴：心区、上焦。

临证心得：脉强弱快慢不整者，吕光荣教授认为此为元气已虚，阴阳不调，神明不摄，气滞血瘀，痰湿内生，宜补阴阳、调气血、祛内邪、守神明并举；见脉率平而律不齐者，用丹参百合饮加减，并针刺足三里、内关、膻中；见脉数而不整者用左归饮加酸枣仁汤，针刺三阴交、太溪、太冲、神门和眼针上焦、心区；见脉缓而不整者用金匮肾气丸，针刺气海、肾俞、足三里、太渊、百会，眼针心区、肾区。

案4

王某，女，78岁，2018年8月5日初诊。

有高血压病史30余年，曾检查心脏彩超提示左心房扩大。诊见时发心悸怔忡，呼吸气促，精神萎靡，食欲不振，呕吐恶心，舌质淡，胖大，苔白或少，脉细微。

西医诊断：高血压性心脏病。

中医诊断：心水（阳虚水泛，气虚血瘀）。

治法：益气扶阳，温经行水，活血理气。

处方：真武汤合苓桂术甘汤合丹参百合饮加减。

川附片30~60g（先煎2小时），生姜3片，茯苓20g，白芍、白术各15g，桂枝12g，丹参15g，百合、檀香各12g，甘草3g。

临证心得：吕光荣教授认为心水病为虚实错杂之证，在治疗时务必攻补兼施、益气扶阳和活血利水并重，其目的均为助心恢复“心主血脉”的功能。吕光荣教授根据长期的临床经验，治疗阳虚水泛、气虚血瘀型心水病多随症加减。气逆作喘甚者，加沉香10g、砂仁12g；自汗额汗甚者，加黄芪30g、牡蛎20g（先煎20分钟）；呕逆恶心甚者，加法半夏12g、肉桂6g；精神萎靡甚者，加人参20g、黄精15g。

第二节　针灸疗法在慢性心力衰竭（心水病）中的应用

吕光荣教授在从医50余年中，对心系疾病形成了诊疗一体、特色鲜明、疗效显著的中医诊疗体系。本节以吕光荣教授学术思想为主线，具体介绍他运用针灸疗法治疗慢性心力衰竭的学术特色。

一、临床思维

吕光荣教授治疗心水病，尤其注重整体观念，再经辨病辨证，选穴中的，方得成效。吕光荣教授先用中医四诊，直观朴素地在医者感官范围内，追查病因和采集病史。要求客观、准确、系统、全面、突出重点，将收集来的信息结合脏腑、经络、卫气营血等中医基本理论进行综合分析，辨明病机，归纳证候群，作出判断（辨病辨证）。吕光荣教授挖掘和整理古代脉学，通过临床实践，总结发现脉学在心脏病诊断中的独特价值，在应用中医四诊收集心水病史资料时，尤重脉诊。

通过辨病辨证了解了疾病的病因、病机、病性后，审证求因，辨证施针，标本兼治。选穴如用兵，整体布局，运筹帷幄。辨病后取特效穴为君，辨证主要穴为臣，合并症或相关脏腑治疗为佐，近部穴、本经穴为使。君臣佐使，互为一体，协同作用，相辅相成。

在辨病辨证阶段和其他系统疾病无异，但在针灸论治慢性心力衰竭方面，吕光荣教授注重整体观念在针刺选穴中的应用。治疗慢性心力衰竭时不单从心论治，而是注重五脏同调，气血并治，君臣佐使并用（图3）。

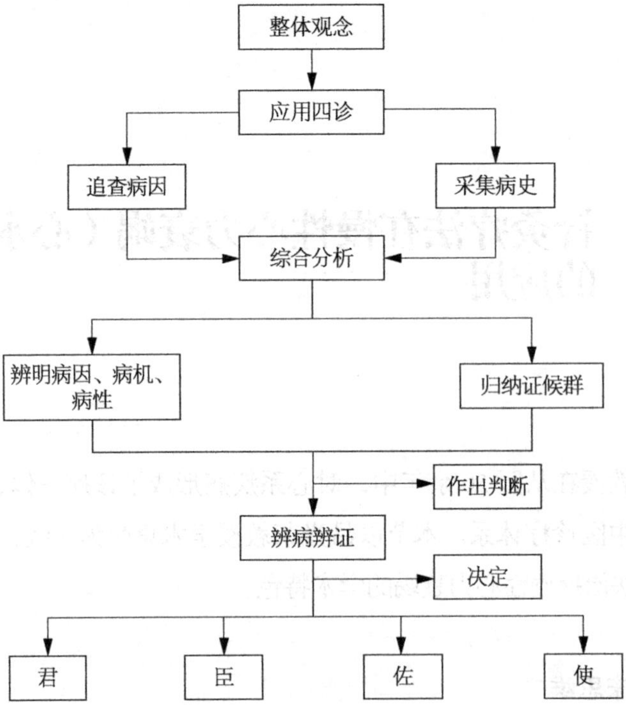

图3　吕光荣教授针灸治疗心水病的临床思维模式

二、治疗原则

1. 整体出发，五脏同调

慢性心力衰竭的病位在心，与肺、肝、肾、脾等脏关系密切。《灵枢·口问》曰："心者，五脏六腑之主……悲哀愁忧则心动，心动则五脏六腑皆摇。"《素问·标本病传论》曰："夫病传者，心病先心痛，一日而咳，三日胁支痛，五日闭塞不通，身痛体重，三日不已死，冬夜半，夏日中。"《素问·大奇论》曰："肝满肺满肾满皆实，即为肿。"水肿、喘咳、胀满（肝大）、黄疸均能引起心水病。

吕光荣教授认为心水多为阴水，系心脏本身受损，由于心之阴阳俱损，导致脏腑功能失调。"心动则五脏六腑皆摇"，是一种危重疾病。诸心病，如心痹、胸痹、真心痛等，致心气损伤，气虚血凝，或气滞血瘀，脉道不通，无以运行，血不养心。心脉与肺通，心病及肺，肺脉瘀阻，肺气损伤，司呼吸、主治节、通调水道等功能失调；心脉与肾连，心病及肾，肾主水，则水液运行失调；心郁则肝郁，心病及肝，肝藏血，疏泄障碍。心水病病位虽在心，但与肝、脾、肺、肾关系密切，相互制约，互相影响，他脏的病变可成为心水病诱发或加重的因素，心水病又可致他脏功能失调或损害。

诸心病心气损伤，心阴、心阳耗散，心血瘀阻，无力抵抗外邪，稍有侵袭，即能加重心脏的负担，影响心脏的功能，而发为心水病。西医学也提出，左心力衰竭时，血液重新分配，肾血流量减少，出现少尿，可见肾功能受损；影响消化系统时可见腹胀、食欲不振、恶心呕吐等；影响肝脏时可见肝脏肿大，肝区有压痛等。

人体是一个有机的整体，脏腑之间相互联系，分工合作，共同完成各项生命活动。发生病变时，脏腑之间又会相互传变，彼此影响。心水病病位虽在心，但与肝、脾、肺、肾关系密切，相互制约，互相影响，五脏功能息息相关，不能孤立分割。心水病的发生发展又与肝、肾、脾、肺等脏腑的功能失调及所产生的痰浊、瘀血、水湿等致病因素有关。治疗心系疾病，须注重整体观念，五脏同调，或兼以心脾同补，或疏肝理气、调肝宁心，或注重心肾同治。不拘一脏而治五脏，注重五脏相关，五脏同调，以和为贵，协调全身脏腑功能。

2. 辨证论治，三因制宜

《伤寒杂病论》对疾病的治疗特色是“观其脉证，知犯何逆，随证治之”。“伤寒二三日，心中悸而烦者，小建中汤主之”。此为心悸心气血虚证的辨证治疗。“发汗过多，其人叉手自冒心，心下悸欲得按者，桂枝甘草汤主之”。此为心悸心阳虚证的辨证治疗。“火逆下之，因烧针烦躁者，桂枝甘草龙骨牡蛎汤主之”。心阳受损，导致心神失养，精神不安，故用桂枝、甘草以温心阳，加龙骨、牡蛎以重镇安神。“伤寒，脉结代，心动悸，炙甘草汤主之”。则为心悸心气血阴阳俱虚证的辨证治疗。“伤寒，厥而心下悸，宜先治水，当服茯苓甘草汤”。为心悸脾胃阳虚水气证的辨证治疗。“少阴病，二三日不已，至四五日，腹痛，小便不利，四肢沉重疼痛，自下利者，此为有水气。其人或咳，或小便利，或下利，呕者，真武汤主之”。此为肾阳虚水泛证的辨证治疗。“心下悸者，半夏麻黄丸主之”。为水饮凌心之心悸的治疗。“伤寒脉浮，医以火迫劫之，亡阳，必惊狂，起卧不安者，桂枝去芍药加蜀漆牡蛎龙骨救逆汤主之”。心阳虚损，甚则心神浮越，心神不敛，兼痰浊上扰心神，故以桂枝汤去芍药，温补心阳，又防芍药碍阳，再加安神之龙骨、牡蛎及祛痰之蜀漆，共奏温通心阳、镇惊安神、祛痰之功。张仲景在继承《黄帝内经》的基础上，对心水病的临证治疗方面有了更深的认识，基本确立了心水病的辨证论治体系。

吕光荣教授认为心水病为虚实错杂之证，在治疗时务必攻补兼施、益气扶阳和活血利水并重，其目的均为助心恢复“心主血脉”的功能。他根据长期的临床经验，将心水分为心阳虚、心阴衰败、血脉瘀阻、阴竭阳脱4个证型。

3. 气血并治

《素问·五脏生成》谓：“诸血者，皆属于心。”《素问·痿论》言：“心主身之血脉。”心气推动和调节血液循行于脉中，周流全身，发挥营养和滋润作用。心力衰竭发生的主要病位在心，牵涉肝、脾、肾、肺各个脏腑。五脏六腑的结构或功能出现异常，均会导致心气亏虚不足，运化血液无力，血液在心脉中瘀滞不行，运行不畅，心脉就会失去血液的濡养导致心系诸症。“损其心者，调其营卫”，说明调和营卫法在心系疾病的治疗方面有重要地位。心气是推动血液运行的动力，气行则血行，气虚则血行瘀滞；心气久虚，累及心阳，心血因寒而凝，脉之不通，瘀血内生；瘀血作为病理产物，留滞脏腑导致各种功能失常，瘀于心中则心悸气短，瘀于脾胃则腹胀纳呆，瘀于肝则胁痛鼓胀，瘀于肺则水气代谢失常，喘咳不能卧。《金匮要略》中提到“心气不足，吐血衄血”。因此，气血互为病因，理应气血并治。

三、临床特色

1. 君臣佐使，互为一体，协同作用，相辅相成

中医的组方原则是“君、臣、佐、使”，出自《神农本草经》，“上药一百二十种为君，主养命；中药一百二十种为臣，主养性；下药一百二十种

为佐使，主治病；用药须合君臣佐使。”这种组方原则最早见于《黄帝内经》。《素问·至真要大论》曰：“主病之谓君，佐君之谓臣，应臣之谓使。”“君一臣二，制之小也。君二臣三佐五，制之中也。君一臣三佐九，制之大也。”组成方剂的药物可按其在方剂中所起的作用分为君药、臣药、佐药、使药，简称君、臣、佐、使。君指方剂中针对主证起主要治疗作用的药物；臣指辅助君药治疗主证，或主要治疗兼证的药物；佐指配合君药、臣药治疗兼证，或抑制二者毒性，或起反佐作用的药物；使指引导诸药直达病变部位，或调和诸药的药物。元代李东垣在《脾胃论》中再次申明“君药分量最多，臣药次之，使药又次之。不可令臣过于君，君臣有序，相与宣摄，则可以御邪除病矣”。

君、臣、佐、使不一定是指方中具体的药味，而是中医药的结构描述，是一种格局。从《神农本草经》提出君、臣、佐、使，直到宋代以前，都不对方解具体的君、臣、佐、使药物。因为君、臣、佐、使只是方剂的结构，而不对应具体药物。吕光荣教授认为针刺取穴，整体观念要强，如同用药一样，穴位亦有君、臣、佐、使之分，辨病后取特效穴是为君，辨证主要穴位是为臣，兼证或相关脏腑治疗是为佐，近部穴、本经穴是为使。君、臣、佐、使，互为一体，协同作用，相辅相成。

2. 整体调理，体针、眼针、头针并用

《黄帝内经》云：“心合脉，诸脉者皆属于目。”心主血脉，与血的关系密切，“目受血而能视”，眼睛的营养及功能的发挥，皆关系到心的功能，同样心的疾病也可以在眼部有相应表现。吕光荣教授治疗心系疾病，除常规的体针、头针外，还常配合眼针。

眼针疗法是辽宁中医药大学附属医院已故著名针灸学家彭静山教授根据眼与经络、脏腑的内在联系而发明的一种微针疗法，以古代五轮八廓学说、八卦学说为基础，以眼与脏腑、经络的关系为依据，针刺眼部周围的八区十三穴，通过调整人体脏腑、经络气血阴阳的平衡，从而达到治疗疾病的目的。

心水病指由于心病日久，心的阳气不足，虚弱无力，血液运行迟缓，瘀阻于皮下、脏腑组织间而成为水肿，或气滞血瘀，心脉不畅，血瘀水停所致。临床以喘息心悸、不能平卧、咳吐痰涎、水肿少尿为主要表现的脱证类疾病。在眼针心区、上焦区针刺可通过经络的传导，调整上焦心肺的功能，使失调的阴阳气血趋于平衡。

四、整体取穴，辨证用穴，整体调治

针灸处方配穴，整体观念要强，也和处方用药一样，穴位亦有君、臣、佐、使之分，有其一定的组成规律，绝不是病在哪里就针刺哪里。要做好处方配穴，首先从整体出发，辨病辨证；其次，在辨明疾病属心水病后掌握该病的病理机制，采用五脏同调、气血同治的治疗原则。取特效穴为君，辨证主要穴位为臣，合症或相关脏腑治疗为佐，近部穴、本经穴为使，已达到君、臣、佐、使，互为一体，协同作用，相辅相成的目的。现将吕光荣教授针刺治疗心水病取穴规律介绍如下。

（一）常规取穴

1. 主穴（君）

体针：内关、膻中、太渊、水分、天枢、气海。

头针：百会、风池。

2. 眼针（臣）

取心区、上焦，辨证取穴。

心阳虚，加足三里、百会；心阴衰败，加心俞、肾俞、血海、三阴交、太溪、太冲、神门、阴陵泉；血脉瘀阻，加合谷、膈俞、太冲、血海、阳陵泉；阴竭阳脱，加太溪、肾俞、百会、关元。

3. 随症配穴（佐）

下肢浮肿加关元、阴陵泉、复溜；腹胀、恶心加下脘、阳陵泉；胸闷气短加尺泽、阴郄；头晕头昏加百会、悬钟；手足麻木加少海、申脉。

4. 近部穴、本经穴位（使）

心俞、通里、阴郄、神门、天池、少海。

5. 穴位方义

内关是手厥阴心包经的常用腧穴之一，为手厥阴心包经的络穴，通于阴维脉。《针灸甲乙经》言：“心澹澹而善惊恐，心悲，内关主之。”历来就有“心包代心受邪”的说法。《灵枢·邪客》云：“心者……邪弗能容也……故诸邪之在于心者，皆在于心之包络”。《类证治裁》云：“心为君主，义不受邪，故心痛多属心包络病。”《圣济总录》曰：“诸邪在心，多在包络。”故内关是临床治疗心系疾病的要穴。

“心系急，肺布叶举，而上焦不通”。说明“心系”“肺叶”对上焦的功能有直接影响，而膻中为肺叶、心系所居之处。故心包有“代心受邪”之说，膻中为心包之募穴，汇集心之气血，故常用来治疗心系疾病。

太渊为手太阴肺经原穴，八会穴之脉会，可调补心肺。《针灸甲乙经》曰：“脾逆气，寒厥急烦心，善唾哕噫，胸满激呼，胃气上逆，心痛，太渊主之。”《黄帝内经》对针刺治疗心病做了深入探讨，提出针刺治疗心病多以手少阴心经、手太阳小肠经、手厥阴心包经、手少阳三焦经及督脉为主，除此之外，也常取腕踝关节处的腧穴如大陵、太渊、鱼际、京骨、昆仑等。

水分为任脉腧穴。《针灸聚英》言：“当小肠下口，至是而泌别清浊，水液入膀胱，渣滓入大肠，故曰水分。”可利水强心。

天枢为足阳明胃经腧穴，位于脐旁2寸，为身体上下连接之枢纽，为大肠的募穴，可行气、通调上下。

《普济方》言气海“乃为元气之海”。《铜人腧穴针灸图经》载“气海者，是男子生气之海也”。此穴有培补元气、益肾固精、补益回阳、延年益寿之功。气海为强壮要穴之一，可补气健体。

百会出自《针灸甲乙经》，属督脉，位于头顶部，别名“三阳五会”，意为百脉于此交会。百脉之会，百病所主，能用于治疗多种疾病，是临床常用穴之一。本穴由于其处于人之头顶，在人体最高处，因此人体各经上传的阳气都交会于此，有开窍醒脑、回阳固脱的作用。配足三里、天枢，可补中、益气、扶阳。

内关调心，太渊调肺，足三里调脾，太溪调肾，太冲调肝，内关治血，膻中治气。五脏并治，气血同调，可全面兼顾整体。吕光荣教授认为针刺取穴，整体观念要强，如同用药一样，穴位亦有君、臣、佐、使之分，辨病后取特效穴为君。

（二）特色取穴

1. 心病三穴

内关、膻中、太渊被吕光荣教授称为“心病三穴”。三穴配伍可行胸中气，推脉中血，使气行血行，脉行流利，发挥“心主血脉”的功用。

2. 强壮四针

水分、气海、天枢分别位于脐的四周，吕光荣教授称之为“强壮四针”。此三穴四针分别通过利水、补气、行气，起到强心、益气、通调的作用，能强身健体，是吕光荣教授临床治疗慢性心力衰竭的常用穴和特效穴。

五、临床辨证取穴

心水一证，临床治疗时应针灸、药物配合，收效最为显著，尤其是针灸，是治疗心系疾病最为迅捷的疗法。正如《古今医统大全》所说：“古人针灸，并书卷首，以其有神速功。今人畏而不用，为医殆亦鲜精，竟不知奇功伟绩，立可起死回生；对症取穴，无不应手获效。”故在治疗心水病时，首选针灸，取穴上注重五脏同调，气血并治，针法上君、臣、佐、使并用。

吕光荣教授认为心水为虚实错杂之证，在治疗时务必攻补兼施、益气扶阳和活血利水并重，其目的均为助心恢复“心主血脉”的功能。他根据长期的临床经验，将心水病分为4个证型，进行辨证施治。

1. 心阳虚证

主症：水肿，尿少，或夜尿频多，汗出肢冷，或额汗淋漓，心悸怔忡，呼吸气促，神志恍惚，精神萎靡，甚则昏厥谵妄，食欲不振，恶心呕吐。脉细微，或结代不续，或迟虚，或脱疾，或散涩。舌质淡，舌体胖大，舌色淡青或暗滞，舌苔白或少苔。

证析：此为心阳不足之象。心病及肾，水液平衡失调，则症见水肿，小便不利。心脉与肺通，心病及肺，肺气损伤，则症见呼吸困难。心病日久，心阳不足，则症见心悸怔忡，额汗淋漓。心气将脱，神明无主，则症见晕厥谵妄。消化不良，为肝脾不调所致。

治法：益气扶阳，温经行水，活血理气。

针刺处方：①君：内关、膻中、太渊、水分、天枢、气海。②臣：足三里、百会。③佐：水肿加关元、阴陵泉；食欲不振，恶心呕吐加下脘、阳陵泉。④使：天池、神门、通里。

选穴依据：内关、膻中、太渊被吕光荣教授称为“心病三穴”。三穴配伍可行胸中气，推脉中血，使气行血行，脉行流利，发挥“心主血脉”的功用。水分、气海、天枢分别位于脐的上下左右，吕光荣教授称为“强壮四针”。此三穴四针分别通过利水、补气、行气，起到强心、益气、通调的作用，能强身健体，是吕光荣教授临床治疗慢性心力衰竭的常用穴和特效穴。

足三里出自《灵枢》，是足阳明胃经的主要穴位之一，是一个强壮身心的穴位，传统中医认为，按摩足三里有调节机体免疫力、增强抗病能力、调理脾胃、补中益气、通经活络、疏风化湿、扶正祛邪的作用。《通玄指要赋》言“三里却五劳之羸瘦，痹肾败，取阳明之上”。强调了虚劳疾患求足三里。

水肿加关元、阴陵泉。关元是小肠的募穴，小肠之气结聚此穴并经此穴转输至皮部。它为先天之气海，是养生吐纳、吸气凝神的地方。古人称为人身元阴元阳交会之处，老子称之为“玄之又玄，众妙之门”。阴陵泉为足太阴脾经之合穴，《针灸聚英》：阴陵、水分，去水肿之脐盈。《针灸大成》：心胸痞满阴陵泉，小便不通阴陵泉。《千金方》：阴陵泉、关元，主寒热不节，肾病不可俯仰，气癃尿黄。食欲不振，呕吐恶心加下脘、阳陵泉。

下脘出自《针灸甲乙经》，《脉经》名下管，别名幽门，属任脉，足太阴、任脉之会。《灵枢·四时气》曰：“饮食不下……在下脘则散而去之。”《素问·调经论》曰：“下焦不行，下脘不通。”

阳陵泉，是足少阳之脉所入为合的合穴，为筋会。《灵枢·邪气脏腑病形》曰：“合治内腑。”《灵枢·四时气》言：“邪在腑，取之合。”

按照“腧穴所在，主治所在”的局部取穴原则，慢性心力衰竭病位在心，故选择心部的穴位天池。天池穴位于乳头外侧，而乳头位于人体体表的高处，故本穴也位于高地势处，即天部，穴内物质又为心包之募穴膻中传来的高温水气，至本穴后散热冷降为地部经水，本穴气血既处高位又为经水，故名天池。《普济方》中记载了天池穴的主症，包括颈痛、寒热胸满等。心藏神，神门为心经之原穴，为心气出入之处，故名神门。神门能补能泻，心之实证和虚证均可取本穴，擅长养心安神，是调心神的要穴。通里是手少阴心经络穴，能清心火、安心神、通心脉，是治疗心神的重要穴位，配神门为本经原络配穴。

2. 心阴衰败证

主症：水肿，心悸怔忡，烦躁不安，面赤口渴，小便短涩，咳嗽有痰，夹粉红血液，胸闷气短，大便燥结，失眠盗汗，头晕目眩。脉动疾，或细数，或散涩。舌红绛或青紫，苔黄或少苔，光如镜面而干。

证析：此为心阴衰败之象。心阴耗散，心病及肾，肾气损伤，气化失司，水液下溢作肿，小便不利。水气凌心，则心悸怔忡。阴精损耗，虚阳浮越，则症见面赤口渴、小便赤涩。心病及肺，咳伤肺络，则呼吸不利，咳痰夹血。肺气损伤，则气短胸闷。阴虚于内，虚火上炎，则神明受损，症见失眠、躁烦、头眩等。

治法：坚阴益元，填精补髓。

针刺处方：①君：内关、膻中、太渊、水分、天枢、气海。②臣：三阴交、阴陵泉、太溪、太冲。③佐：水肿加关元、阴陵泉；头晕目眩加百会、悬钟。④使：天池、阴郄。

选穴依据：三阴交出自《针灸甲乙经》，是肝、脾、肾三经之交会穴，有健脾养肝强肾、调血摄精、养血安神之良效。阴陵泉为脾经之合穴，脾有运化水湿之功，在五行中属水，所以刺之有健脾补肾、利水渗湿的作用，在临床中有“健脾利湿第一穴”之称，可用于水肿、心胸痞满、小便不利等症。《针灸聚英》：“阴陵水分去水肿之脐盈”。《针灸大成》：心胸痞满阴陵泉，小便不通阴陵泉。由此可见，本穴是治疗水肿的特效穴。三阴交及阴陵泉均为脾经的主要穴位，足三阴经的交会穴及脾经的合穴，可以调理脾胃，健脾利水，滋阴养血。

太溪为五输穴之输穴，五行属土，为足少阴经之原穴。有滋阴补肾、育阴潜阳之功。《针灸大成》：主久疟咳逆，心痛如锥刺，心脉沉，手足寒至节。太冲为足厥阴肝经原穴，针刺太冲可激发肝经原气，调节阴阳，使气血下行。阴陵泉主治阴虚之证，太冲、太溪分别为肝、肾经之原穴，三阴交是肝、脾、肾三经之交会穴，四穴合用使肝肾之阴血得以充盛，阴阳平衡。

水肿加关元、阴陵泉。关元是小肠的募穴，阴陵泉是足太阴脾经之合穴。《千金方》：阴陵泉、关元，主寒热不节，肾病不可俯仰，气癃尿黄。

头晕目眩加百会、悬钟。百会位于头顶正中线与两耳尖连线的交叉处，位于颠顶，联系脑部。可见，百会与脑密切联系，是调节大脑功能的要穴。百脉之会，贯达全身。头为诸阳之会，百脉之宗，而百会则为各经脉气汇聚之处。穴性属阳，又于阳中寓阴，故能通达阴阳脉络，连贯周身经穴，对于调节机体的阴阳平衡起着重要的作用。悬钟为足少阳胆经穴位，为八会穴之髓会。此两穴为治疗眩晕、头痛的常用穴位，而施针后长时间留针，利于气血上注于头，髓海得养，眩晕自止。

按照“腧穴所在，主治所在”的局部取穴原则，慢性心力衰竭病位在心，故选择心部的穴位天池。天池位于乳头外侧，而乳头为人体体表的高处，故天池也位于高处，即天部，穴内物质又为心包之募穴膻中穴传来的高温水气，至本穴后散热冷降为地部经水，本穴气血既处高位又为经水，故名天池。《普济方》中记载天池的主症包括颈痛、寒热胸满等。阴郄穴又名手少阴郄，石宫为少阴郄穴，是手少阴心经上的穴位，心经经水由本穴回流至体内经脉。《针灸甲乙经》言：“惊，心痛，手（少）阴郄主之。”《铜人腧穴针灸图经》言：“治失喑不能言，洒淅振寒，厥逆心痛，霍乱胸中满，衄血，惊恐。”

3. 血脉瘀阻证

主症：水肿，肝大或硬，胁肋胀满，呕吐恶心，黄疸，神倦畏寒，四肢厥逆，颜面、指甲、口唇青紫，或烦躁易怒，口干咽燥，五心烦热，尿赤不利，颈脉动甚。脉散涩，或结代，或细数，或沉细不续。舌质青紫，或淡白而滞，苔少或无苔。

证析：此为血瘀脉阻之象。心病及肝，气滞血瘀，肝血瘀阻则肝大，疏泄失职，胆汁外溢，则症见黄疸，肝血不藏则衄血。水肿是心病累肾、肾气失常所引起，神倦畏寒、面青唇青等为心阳不足兼血瘀之征。烦热口干等为血瘀郁久化热所致。颈脉动甚，则为心脉损伤，心气不足，血瘀不行引起。

治法：理气活血，祛瘀通络。

针刺处方：①君：内关、膻中、太渊、水分、天枢、气海。②臣：合谷、膈俞、血海。③佐：呕吐恶心，黄疸加下脘、阳陵泉；胁肋胀满，神倦畏寒，四肢厥逆加肾俞、腰阳关。④使：通里、少海。

选穴依据：内关、膻中、太渊被吕光荣教授称为“心病三穴”。三穴配伍可行胸中气，推脉中血，使气行血行，脉行流利，发挥“心主血脉”的功用。水分、气海、天枢位于脐的上下左右，吕光荣教授称为“强壮四针”。此三穴四针分别通过利水、补气、行气，起到强心、益气、通调的功效，发挥强身健体的作用，是吕光荣教授临床治疗慢性心力衰竭的常用穴特效穴位。

合谷穴属于手阳明大肠经，是大肠经的原穴，出自《灵枢·本输》，具有镇静止痛，通经活络，清热解表之效。此穴是阳明经之原穴，又位于关口，是调理人体气机之要穴，通过调气，以达理血活血、通经止痛之效，故可用于治疗各种气血不和之疾患。膈俞为八会穴之一，血会膈俞。本穴物质来自心之下、脾之上的膈膜之中，为血液所化之气，故名血会。灸该穴可起到养血和营、理气止痛的作用。血海，是四海穴之一，气血汇聚之处，属足少阴脾经的穴位，是治疗血证的一个要穴，具有活血化瘀、补血养血、引血归经的作用。

恶心呕吐，黄疸加下脘、阳陵泉。下脘出自《针灸甲乙经》，《脉经》名下管。别名幽门，属任脉，足太阴经、任脉之会。《灵枢·四时气》言：“饮食不下……在下脘，则散而去之。”《素问·调经论》曰：“下焦不行，下脘不通。”阳陵泉，是足少阳之脉所入为合的合穴，为筋之会穴。《灵枢·邪气脏腑病形》曰：“合治内腑。”《灵枢·四时气》曰：“邪在腑，取之合。”胁肋胀满，神倦畏寒，四肢厥逆加肾俞、腰阳关。肾俞是足太阳膀胱经的常用腧穴之一，肾的背俞穴，具有益肾助阳、强腰利水的功效，《针灸大成》谓其“主虚劳羸瘦，耳聋肾虚，水脏久冷，心腹胀满急，两胁满引少腹急痛”。肾俞为肾气转输之处，可补肾阴肾阳，且肾主藏精、主生殖，针刺该穴可以温肾补阳，培补肾气。腰阳关，出自《素问·骨空论》，属督脉，位于腰部，腰为肾之府，且督脉起于胞中，贯脊属肾，故本穴可振奋人体阳气，治疗肾阳虚衰之神倦畏寒，四肢厥逆诸疾。通过对肾俞、腰阳关等穴位进行针刺，从而起到温经通络、调和阴阳、活血化瘀的作用。

通里，属手少阴心经，能清热安神，通经活络。《铜人腧穴针灸图经》言其“治悲恐，目眩，心痛。”《医宗金鉴》谓其“主治温病，面热无汗，懊侬，心悸惊恐”。少海穴为手少阴心经合穴，能理气通络，益心安神，降浊升清。

4. 阴竭阳脱证

主症：水肿，胸腹积水，呼吸难续，不得平卧，口鼻气冷，四肢厥冷，额汗如珠不流，面色惨白或暗滞灰紫。或见黄疸水肿，咳嗽咯血。气脱神脱，晕厥反复，恶候叠见。脉散涩，或如雀啄，或细微如绝。舌质青，苔少如镜面。

证析：此为阴竭阳脱之危候，应中西医结合，采取紧急措施急救处理。

治法：逐水益气回阳，填精补元。

针刺处方：①君，内关、膻中、太渊、水分、天枢、气海。②臣，太溪、肾俞、百会、关元。③佐，水肿，胸腹积水加关元、阴陵泉；呼吸难续，不得平卧加俞府、太渊。④使，神门、通里。

选穴依据：内关、膻中、太渊被吕光荣教授称之为“心病三穴”。三穴配伍可行胸中气，推脉中血，使气行血行，脉行流利，发挥“心主血脉”的功用。水分、气海、天枢位于脐的四周，吕光荣教授称之为“强壮四针”。此“三穴四针”分别通过利水、补气、行气，起到强心、益气、通调的功效，发挥强身健体的作用，是吕光荣教授临床治疗慢性心力衰竭的常用特效穴位。

太溪为五输穴之输穴，五行属土。《针灸大成》将其定为十二原穴之一，又是足少阴肾经的腧穴。最早记载于《灵枢·九针十二原》，曰：“阴中之太阴，肾也，其原出于太溪，太溪二。”太溪为足少阴肾经的原穴，具有滋阴益肾，壮阳强腰的功效，能补肾气、益肾阴、健脑髓，还可强壮筋骨。《扁鹊心书》云："肾俞之穴，凡一切大病，于此灸二三百壮。"肾俞位于足太阳膀胱经，为肾气在背部输注、转输之处，针刺肾俞可益肾助阳，补骨生髓。百会出自《针灸甲乙经》，属督脉，位于头顶部，别名"三阳五会"，意为百脉于此交会。百脉之会，百病所主，能用于治疗多种疾病，是临床常用穴之一，由于该穴位于颠顶，在人的最高处，因此人体各经上传的阳气都交汇于此，有开窍醒脑、回阳固脱的作用。关元为任脉、足三阴经交会穴，为任脉上的保健补虚要穴，既能培补元气又能通调冲任，还能通调肝、脾、肾三经。

俞府为足少阴肾经的主要穴位之一，足少阴肾经与锁骨相交于此，俞府是肾经走行在体表的分支与循行在体内分支的交会点，也是肾经经气回归体内的地方。《针灸甲乙经》言："咳逆上气，喘不得息，呕吐胸满，不得饮食，俞府主之。"太渊穴为肺经原穴，八会穴之脉会。《针灸甲乙经》记载太渊主"缺盆中相引痛"，《外台秘要》记载太渊主背痛，而《千金方》则记载太渊主"心闷不得卧"，《铜人腧穴针灸图经》记载太渊主"咳逆烦闷不得卧……缺盆中相引痛"，《针灸大成》记载太渊主"烦闷不得眠……肩背痛寒"。《普济方》言："治不可卧穴太渊、肺俞、上脘、条口、隐白。"两穴相配，理血通脉，宣肺平喘。

心藏神，主神，神门为心经腧穴，心气出入之处，故名神门。神门能补能泻，心之实证和虚证均可取之，擅长养心安神，是调心神的要穴。通里是手少阴心经络穴，能够清心火、安心神、通心脉，是调理心神的重要穴位，配神门为本经原络配穴。

第三节　气功疗法在慢性心力衰竭（心水病）中的应用

一、气功治疗与中医学的关系

气功学在我国有着悠久的历史，丰富的文化内涵和广泛的群众基础。在古代被称为吐纳、服气、布气、行气、炼丹、坐禅、导引、修道等的名称或内容其实都可理解为古代“气功”的概念。据文献考证，“气功”一词，最早见于晋代道士许逊所著的《净明宗教录》一书中。一是指调身、调气、调神合一，即让身体通过自身作用的调整（包括意识、形态、呼吸等），来维持其稳定状态，达到形神和谐、阴平阳秘的一种方法，又指调节呼吸的一种功法。

随着佛教的传入，气功学形成了道、释、儒三家争鸣，相互影响促进的局面。道家之气功，以修心养性，守本体之中，得本体之一，修本体之神形。《老子》有云“圣人抱一为天下式”“致虚极，守静笃”“多言数穷，不如守中”。释家之气功，明心见性，空本体之中，归本体之一，空本体之心性。《心经》有云“色不异空，空不异色，色即是空，空即是色……诸法空相，不生不灭，不垢不净，不增不减”。儒家之气功，存心养性，执本体之中，贯本体之一，和本体之性命。《中庸》有云“喜怒哀乐之未发，谓之中；发而皆中节，谓之和。中也者，天下之大本也；和也者，天下之达道也。致中和，天地位焉，万物育焉”。吕光荣教授提出，道家功的具体功法是守一，儒家功的具体功法是守中，释家功的具体功法是守空。三家说法及功法虽各有不同，但他们运用气功防病治病的最终结果却是不谋而合的。

气功作为中医学防病治病的重要组成部分，在多部医学经典著作中都有记载。在《黄帝内经》中，就有多篇文章论述或记载了关于气功的内容，如"上古天真论""四气调神大论""阴阳应象大论""生气通天论""五运行大论""六微旨大论"等。《素问·五运行大论》曰："动静何如……上者右行，下者左行，左右周天，全而复会也。"《素问·上古天真论》谓："余闻上古有真人者，提挈天地，把握阴阳，呼吸精气，独立守神，肌肉若一，故能寿敝天地，无有终时，此其道生。"《金匮要略》中有"四肢才觉重滞，即导引吐纳，针灸膏摩，勿令九窍闭塞"的记载。文中提到的"导引吐纳"指的就是气功导引调息治疗疾病的一种方法。相传名医华佗所创的"五禽戏"，就是早期气功练习的一套功法，现仍被广泛流传，甚至作为部分中医类高等院校气功功法学习的入门基础。

其后还有如《诸病源候论》《备急千金要方》《圣济总录》等多部医学名著，以及医学名家如金元四大家、明代医学家李时珍、清代温病学家叶天士和吴鞠通、近代医家张锡纯等的著作中都有关于气功理论和实践的论述。纵观整个历史进程，气功功法在我国医学发展史中有着不可替代、不可或缺的重要地位。

气功作为中医学的一个分支，它的理论基础及作用机制都来源于中医基础理论和中医传统思维，包括了阴阳学说、五行学说、气血津液学说、藏象经络学说等。

气在人体内随时间、昼夜变化，规律地循环往返于五脏六腑之间，夜为阴，昼为阳，练功的时间应选择在阳气生发的时段。任脉循行于人体之前，为阴脉之海；督脉循行于人体之后，为阳脉之海。二者交通形成人体的小周天，而小周天功法就是根据人体阴阳消长的变化通过任督二脉的循环运行来对人体的阴阳升降进行调节的。"六字诀"是我国广为流传的一种养生功法，以吐纳的方式，通过调节呼吸导引来增强脏腑功能，达到强身健体的目的。纳气有一，即为吸气；吐气有六，即为呼气。以吹、呼、呵、嘘、呬、嘻六种长息吐气的方法，对应肾、脾、心、肝、肺、三焦，配合相应动作起到调整五脏六腑、防病治病的作用。后世有医者总结为"肝者嘘时目睁睛，肺知咽气手双擎，心呵顶上连叉手，肾吹抱取膝头平，脾病呼时须撮口，三焦客热卧嘻宁”。奇经八脉和丹田命门理论系统的阐发，也是气功功法在发展过程中对中医学内容的丰富和补充。

气功作为中医治疗疾病的重要手段之一，其基础理论既依赖中医基础理论及中医思维体系的不断完善发展，又为中医学及中医治疗学的充实和完善提供了强有力的支撑。

二、气功治疗心水病的理论基础

气功导引，是中医学的重要组成部分，吕光荣教授在《中医老年病防治》一书中提到：在我国典籍中多次提及在老年病的防治中应当积极推广气功导引法。《素问·上古天真论》说：“上古之人，知其道者，法于阴阳，和于术数……故能形与神俱，而尽终其天年，度百岁乃去……上古有真人者，提挈天地，把握阴阳，呼吸精气，独立守神，肌肉若一，故能寿敝天地，无有终时。”《素问·异法方宜论》也说：“中央者，其地平以湿，天地所以生万物也众。其民食杂而不劳，故其病多痿厥寒热，其治宜导引按跻。”明确指出，气功导引的基本理论是阴阳学说，具体方法是调气、调神、调身。此外《素问·刺法论》还论述了气功导引的具体应用，说：“肾有久痛者，可以寅时面向南，净神不乱思，闭气不息七遍，以引颈咽气顺之，如咽甚硬物，如此七遍后，饵舌下津令无数。”张仲景提出：若人能养慎，不令邪风干忤经络；适中经络，未流传脏腑，即医治之。四肢才觉重滞，即导引、吐纳、针灸、膏摩，勿令九窍闭塞。指出了气功导引之法疏通经络，祛邪治病的作用。在老年病防治古籍《寿亲养老新书》中就积极倡导体育疗法，喜用气功导引之法，其中提道：五脏六腑之气，因五味熏灼不和，又七情六欲，积久生疾，内伤脏腑，外攻九窍……六字气诀，治五脏六腑之病，其法以呼而自泻出脏腑之毒气，以吸而自采天地之精气……延年益寿，卫生之宝。

有研究表明，在药物治疗的同时配合气功治疗，一是可以适当增加活动量，改善体内微循环，纠正缺氧状态；二是能使患者精神意识活动放松，消除紧张、恐惧等心理，保持内心宁静，呼吸匀畅，增加呼吸道对外界冷空气的适应性，使肺活量增加。经过观察发现，参加气功治疗的患者，疾病的复发率明显降低，缩短了药物治疗的过程，使生命质量得到了显著提高。因此认为，在康复和预防复发的治疗中让患者参加气功治疗是切实可行的。赵立明等认为气功可使心室舒张期延长、心室充盈量增加、心脏搏出量增加。练气功增加心排血量，使回心血量也相应增加，从而提高心脏前负荷，使心泵血功能处于协调状态，保证心脏泵血功能的完整发挥和正常运动。气功锻炼使血管管腔内压力有所降低，减轻了心脏的后负荷。另外气功对微循环有改善作用，改善组织缺氧，促进组织细胞的呼吸和代谢，使机体保持旺盛的精力。据B超显示气功对心血管系统有明显调节作用。研究表明气功锻炼有利于心功能障碍、冠心病、心绞痛、心脏神经官能症及心力衰竭等患者的康复。

张传忠的研究也表明，气功锻炼可改善心功能。其主要表现为心泵血功能的增强，血流动力学的改变，改善组织器官的微循环。同时气功对中枢神经系统及自主神经系统具有良性调节作用。气功锻炼可使心率减慢，在气功锻炼过程中，通过“调息”，呼吸匀畅，呼吸频率减慢，呼吸深度加深，能促使迷走神经兴奋性增加，交感神经兴奋性下降，从而降低心率。气功锻炼还可降低血管外周阻力，从而减轻心脏后负荷。因此我们可以认为，气功锻炼可以对心水患者的心力衰竭有缓解作用。高林洲的研究结果显示，太极拳可增加全身血液循环量和冠状动脉血流量，提高迷走神经的兴奋性，使心率减慢。同时加强调节血压的血管舒缩中枢功能，增加冠状动脉侧支循环血量，使其管腔加宽，管壁弹性增强，心肌血流量改善。何清位在心力衰竭治疗药物方案的基础上，加用传统气功功法，对比两组治疗前后中医证候评分及SF-36生活质量评分、两组NYHA心功能疗效，并随访6个月内心力衰竭急诊和住院次数，发现气功锻炼可以提高慢性心力衰竭患者的生存质量、促进康复。同时可提高运动耐力，改善心脏功能和骨骼肌功能。

气功锻炼可提高有效通气量，增加血液中的氧含量，改善心肌组织的缺氧状态，可减轻心脏的前后负荷，增强心肌收缩力，减慢心率。因此，在心水病的治疗及康复过程中，配合适当的气功导引是必要的。

三、吕光荣教授对气功治疗心水病的认识

吕光荣教授从事临床工作40余年，主张中医师应当“三通”，即通中药、通针灸、通气功。他强调在预防及治疗疾病中注意整体的调理，并主张针灸、中药和气功并用。同时，强调气功对于疾病的预防和治疗的重要性。气功作为中国传统的养生功法，是中医“治未病”思想应用于日常的体现。吕光荣教授在针对心水病患者治疗时同样强调气功的重要性，他认为不仅应当在患病之后积极治疗防止疾病加重，更应当在平时通过气功锻炼等方法，提高身体素质，防止疾病的发生与加重。

吕光荣教授认为，气功导引，是通过调身、调气、调神，达到增强体质、促进健康、延年益寿目的的一种强身保健方法。其中，静功以安神、运动内脏为主；动功以健身、运动形体为主。动静结合的气功导引，兼而有之。由于气功导引在防病保健方面有特殊的作用，深受我国人民喜爱。

吕光荣教授认为，气功主要在于养精、益气、安神，协调精、气、神的相互作用，使人身“三宝”（精、气、神）充分发挥作用，从而调节脏腑，平衡阴阳，调和营卫，疏通经络，调畅气血，运动形体，动摇肢节。气功的作用可概括为以下4个方面。

（一）补脑安神，调节脏腑功能

脑为元神之府，故昔有“人神在脑”之论，全身各部，内在脏腑，外在肢节均在脑的指挥协调下发挥正常生理功能。脑神损伤，神明外耗，则精神不振，脏腑肢节失于协调，全身正常生理功能受到损伤。进行气功导引，首先要求意守。所谓意，即练功者的意念活动——精神活动；所谓守，即指练功者守神，不使精神外耗。意守成功则神明安藏，意守紊乱则神明躁亡。气功导引意守达到理想境界，即能补脑安神，调节精神活动，达到脑神的健康、安宁、平静、自然、舒缓，以及精神、思维、意识的高度统一协调。从而全身内而脏腑、外而肢节就能充分发挥生理功能，使正气内存，邪不可干。《抱朴子》说：“内心澄则真神守其位，气内则邪物去其身。”《服气经》也说：“道者，气也。宝气则道长存，神者，精也。宝精则神明长生，精者，血脉之川

流，守骨之灵神……从夜半至日中为生气时，正偃扑，瞑目握固，闭气不息于心中，数至二百，乃口吐浊气出之，日增息，如此则身神具，五脏安。能闭气数至二百五十，华盖明，耳目从，举无病邪。”说明精守其一，精神内守，全身协调统一，不仅能祛除病邪，还能抵抗衰老，轻身延年。

由此可见，气功导引能否取得成效，意守是关键。实践证明，素有气功导引之术，深得其要领者，行功之后，感到头脑清醒，耳聪目明，思维敏捷，面色红润，身轻体健，正是“炼琼丹以补脑，化金津以留神”“固守虚无，以养神气”的结果。

（二）调和气血，润泽内外周身

气血是脏腑、肢节、肌肉、毛发维持正常生理功能的物质基础，离开气血的濡润，脏腑功能停滞，生命活动也会受到影响。可以说，损伤气血也是损害机体的正常生理活动，损害健康。气功要引在意念的作用下，“以呼而自泻脏腑之毒气，以吸而自采天地之清气”。气为血帅，气行血行，气郁血滞。气功导引的作用，“疗未患之类，通不和之气，动之则百关气畅”。从而内调脏腑经络之气而使气行、气顺、气畅，由于气血的相互作用，调气有益于调血，气血因此均得到调和。另外，气功导引调动了脏腑经络之气，增强了脏腑功能，尤其肺脾功能的作用加强，强壮了生化之源而收到益气补血的效果。由于气血调和，脏腑机能旺盛，生命活动欣欣向荣，机体自然健康无疾，轻身延年。

由此可见，气功导引中调和气血是重要的一环。进行气功导引的锻炼，必须首先从调气方面加强实践，领会基本理论，才能得到满意的效果。《着生论》说：“大凡着生，先调元气。身有四气，人多不明。四气之中，各主生死。一曰乾元之气，化为精，精反为气。精者连于神，精益则神明，精固则神畅，神畅则生健。若精散则神疲，精竭则神去，神去则死。二曰坤元之气，化为血，血复为气。气血者通於内，血壮则体丰，血固则颜盛，颜盛则生合。”

由于调气在气功导引中的独特作用，调气的技术历来受到气功导引者的重视。一般均主张以意引气，即在意识的作用下调节呼吸。《修养杂诀》说：“乾坤澄净。子后午前，闭目平坐，握固冥然。纳息卢中，吐息天关。入息微微，出息绵绵。以意引气，脏腑回旋。前后呵之，荣卫通宣。但有不和，遣之踵前。五呵六呵，无疾不蠲。凡欲胎息，导引为先。经脉不拥，关节不烦。或如射雕，侧身弯环。或举腰膝，如蟾半圆。交枝脑后，左旋右旋。劲展两足，气出指端。摆挈四肢，捉搦三关，熟摩尺泽，气海亦然。叩齿集神，合眸固关。置心亡形，任意往还。觉气调匀，拥塞喉间。拥气则咽，茸苁相连。转舌漱入，咽下丹田。以意送之，令声汩然。一咽茸苁，再咽如前。三十六咽，胎息成焉。”整个气功导引，均是意与气的运动，在意识的作用下调和气血。

（三）平衡阴阳，调整脏腑节律

平衡阴阳，调整脏腑节律也是气功导引的重要作用。清代王祖源在《内功图说》中指出：天地本乎阴阳，阴阳主乎动静，人身一阴阳也，阴阳一动静也，动静合宜，气血和畅，百病不生。乃得尽终其天年。以动化静，以静运动，合乎阴阳，顺乎五行，发其生机，神其变化，故能通和上下，分理阴阳，去旧生新，充实五胜，驱外感之诸邪，消内生之百病，补不足，泻有余，消长之道，妙应无穷。明确指出气功导引的作用，在于平衡阴阳，调整脏腑机能的生理节律，加强内脏的自动控制能力。

人体功能的节律运动，如心脏的跳动，肺的呼吸运动，肠胃的受纳与排泄，月经、情绪变化，体力更复等，均在作周期性变化，与自然界存在的周期性节律相一致。《灵枢·卫气行》言：“岁有十二月，日有十二辰……阳主昼，阴主夜。故卫气之行，一日一夜五十周于一身，昼日行于阳二十五度，夜行于阴二十五度，周于五脏。”一年之中，四季变化；一月之中，月盈月缺；一日之中，白天黑夜，都是有规律的运动，一旦节律紊乱，便是自然灾害。古往今来，机体形成的节律，一旦紊乱，轻则有损健康，重则影响生命。气功导引的作用，旨在调整节律。气功导引之法，虽然纷繁复杂，内容丰富，但不管静功或是动功，都是有规律的内脏或肢节运动。如王祖源所述“分行外功诀”，即是对称的上下左右的运动。其中肩功“两肩连手，左右轮转，为转辘轆各二十四次”“调息神思，以左手擦脐十四遍，右手亦然，复以两手数擦肋，连肩摇摆七次，嚥气纳于丹田，握固两手”。

（四）宣通经脉，运动脏腑肢节

气功导引宣通经脉，运动脏腑肢节，愉悦精神，祛除疾病，耐老延年。一般说肢节的运动，可以理解。内脏的运动，确实不易，在意识控制下的运动，则更不易理解。气功导引的作用也正在于此，正是以运动内在脏腑，控制内在脏腑运动为目的。《修养杂诀》说：“每至旦，面向午，展两手於膝之上，徐按捺百节，口吐浊气，鼻引清气，所以吐故纳新。是蹙气良久，徐徐吐之，仍以左右手上下前后拓。取气之时，意想太和，元气下入毛际，流于五脏，四支皆授其润，如山纳云，如地授泽。若气通则竟腹中咽，咽转动。若得十通，即竟，身体润泽而光色涣，耳目聪明，饮食有味，气力倍加，诸疾去矣。”明确指出气的运行从咽开始，五脏肢节均在精神的作用下运动。这里需要说明的是，五脏六腑的运动，主要是气的推动，《灵剑子》说：“气之为母，血之为子；血之为母，精之为子；精之为母，神之为子；神之为母，形之为子。未有无气而自成形者也。气因形有，乃魂魄偕之……神者气之母也。三元之内，毛发之中，无不通透皆了。”说明气功可使五脏经气运行，宣通经脉，和畅气血，使机体处于不停的运动之中。所谓气功导引“外静内动，动静结合”“秉静以制动，恒动而不失静之本”，道理正在于此。

四、心水病的气功疗法

吕光荣教授运用气功治疗心水病时强调调身、调气、调神，他将整个治疗过程的气功疗法分为治疗期、维稳期及预防期三个阶段。

（一）治疗期

治疗期，患者正处于疾病症状突出、影响最大、身心感受最差的时期。此时宜用静功作为日常练习方法。功法可选择以下几种。

1. 五气朝元法

本功法见于《性命圭旨全书》，书中指出“身不动则精固，而水朝元；心不动则气固，而火朝元；真性寂则魂藏，而木朝元；妄情忘，则魄伏，而金朝元；四大安和则意定，而土朝元。此谓五气朝元，皆聚于顶也”。说的就是五脏分主人体的五方，心主南，肝主东，脾主中，肺主西，肾主北。这五方之气通过调身、调气、调神，使得五脏真元之气协调，上朝于脑。其主要作用在于统一身心五脏，益脑安神定志。

（1）调身：①功前准备：置身于安全、舒适、空气流通、安静、温度适宜的环境中，避免在雷雨交加的天气中或在污浊、嘈杂的环境中进行。选择舒适、合身、宽松的衣饰，尽量让身体放松，稳定情绪，舒缓精神，准备练功。②练功姿势：立身正坐，双膝交盘，轻闭口目，舌尖轻抵上腭，竖脊含胸，自然意视下腹，双手臂自然下垂，两手轻轻握拳或半握拳。

（2）调气：静坐片刻，首先鼓漱咽津3~5次，然后调整呼吸，鼻吸口吐，吸时稍用力，意念引导气沉丹田。吸气不可至极，使得丹田闷满。初行气时，一吸一呼，呼气将要呼完之时气液一起咽下丹田。调整一段时间后，使呼吸通畅平稳，不疾不徐，气量适中，节律均匀。渐不再将呼吸作为意识关注的重点，从而将自己的呼吸带入一个节奏规整的状态，注意用意念引气出入升降，遍行周身。

（3）调神：待身形、气息调畅后，凝神定志，将意识活动集中于上丹田（两眉头之间的印堂穴），或以自然景物作为意识活动集中的目标（可守花卉、云朵、日月、山色、草木、水光等）。意识与调气配合，排除杂念，导引入静。静守3~5分钟后，意想从五脏逐步上朝至脑中，意念专注，心神平定，气息调和，形体安稳，逐渐达到身心和谐统一，然后再将意念复守至上丹田，“攒五簇四，会三合二而一”，使得气与神密切结合。

（4）收功：行功30~40分钟后，便可将意识与上丹田分开，吞咽津液，舒缓肢体，放松腰脊，搓面运睛，手指梳理头发，活动肢体，或放松步行10分钟左右后，待全身轻松自然时，即可收功。但若有身不安、气不和、神不定，身心意念无法集中统一时，则应立即停止练功。

（5）说明：“五气朝元法”为道家之功法，以五行制化为机制。固化五脏之真元，通过调形体、平气息、聚意念，身体上下内外高度统一，从而将五脏之真元上朝到天元的脑宫之中。

（6）功效：此功法具有安心益脑、调节五脏的作用，同时具有平衡阴阳、强壮内体、协调神形的功能。所以吕光荣教授在临床中常用于治疗真心痛、胸痹、心痹、脉律失常等因情志损伤、气郁气滞所致的疾病。因该功法具有补益强壮、增强活力的功效，亦可作为日常摄身保健的功法。

（7）注意事项：练习本功法时，要保持精神和情绪的稳定，避免情绪起伏。行功过程中，再恢复意守上丹田时，应平和自然、舒缓放松、不急不徐。收功之后，吞津咽液时应连同气一并咽下，不能津液与气分开或分别咽下。

2. 八识归元法

该功法见于《性命圭旨全书》，旨在将八识归于性海，精神内守，安神定志，补脑益神。

（1）调身：①功前准备：置身于安全、舒适、空气流通、安静、温度适宜、光线宜人的环境中，避免在雷雨交加的天气或在污浊、嘈杂的环境中进行。选择舒适、合身、宽松的衣饰，尽量让身体放松，稳定情绪，舒缓精神，准备练功。②练功姿势：立身端坐，双膝交盘，轻闭口目，舌尖轻抵上腭，竖脊含胸，自然意视下腹，形体沉稳，双手臂自然下垂，两手轻轻握拳或半握拳。

（2）调气：静坐片刻，首先鼓漱咽津3~5次。然后，调整呼吸，鼻吸口吐，吸时稍用力，意念引导气沉丹田。吸气不可至极，使得丹田闷满。初行气时，一吸一呼，呼气将要呼完之时气液一起咽下丹田。调整一段时间后，使呼吸通畅平稳、不疾不徐，气量适中，节律均匀。渐不再将呼吸作为意识关注的重点，从而将自己的呼吸带入一个节奏规整的状态，注意用意念引气出入升降，遍行周身。

（3）调神：安神定坐，气息均匀，则聚神凝心。切断身体与外界的联系，将人体的八感意识，即眼看、耳听、鼻嗅、舌味、体触、意念、传送识、阿赖耶识，八识聚合于脑中，使之不出不入，意守其中。即“深入于寂莫之中，竟不知天之为盖，地之为舆，亦不知世之有人，己之有躯”，使身体及意识处于一个自然而相对安稳的状态。

（4）收功：行功约40分钟后，将意识活动分开，让八识与外界恢复联系，重新感知自身的存在。稍事活动后，搓面动睛，搓按膀胱经的肾俞穴及其周围的肾区，轻揉腹部，牵伸腰脊，随意舒臀或缓慢行走约10分钟，收功。

（5）说明：“八识归元法”为释家功法，亦含有道家功法的内容。八识即为释家所说的眼识、耳识、鼻识、舌识、身识（触觉）、意识、痴识（又称传送识）、主依识（又称阿赖耶识）。归元，则指这些感受归于天元。八识归元即在切断八识与身体之外的联系后，靠八识内藏于脑之神来稳定协调全身各部。

（6）功效：本功法能安神定志，补脑益元，调整脏腑功能，减少人体内在消耗。该法是吕光荣教授治疗心、脑、肺系疾病的常用功法。因其具有摄生强壮的功效，也可作为年老体弱者长久习练以养生延年之功法。

（7）注意事项：在习练该功法时，首先要对八识归元的基本概念了解清楚，才能正确研习。本法为静功，功后适当活动，能更好地协调动静关系。

（二）维稳期

心水病在发病期经吕光荣教授中药、针灸、气功的整体治疗后，下肢水肿可明显消除。此时，可选用内景导引法习练以改善并加强脏腑的功能。

内景导引法见于《黄庭内景五脏六腑补泻图》一书。此法适用于预防和治疗五脏疾病及胆腑疾病。分为摄养法和治疗法两部分，其中每个部分又有对应心、肝、脾、肺、肾、胆六个脏腑的相应功法，动静结合，习练者可根据自身的情况来选择与相关脏腑相应的功法练习。

心水病，可有心、肺、肾、肝四脏病证同时或单独出现，故在此介绍与这四脏有关的内景导引法，具体如下。

1. 心脏导引法

（1）摄养法：4月至5月，每日清晨，面南而坐（自然坐式或盘腿坐均可），扣齿36次，漱饮玉泉3次，然后静坐。意识活动集中于自然之气，意念导引赤气入口，3次或9次吞咽入心，闭气少顷，再引气从鼻出。连续做30息。

（2）治疗法：分为六气法和导引法两部分，可分别采用，亦可先用六气法，后用导引法，合而为之。

①六气治法：吐纳用“呵”法，用上式坐定，安静形神，自然放松，鼻引清气入心。少顷，引气从口出，同时念“呵”字，大呵3次（可听到“呵”声），细“呵”10次（不可听到“呵”声）。

②导引治法：自然坐式，正身端坐，两手作拳，用力向左向右（右拳向右，左拳向左），各虚筑30次，或一手向上托空，如托重物向上，用力而为，一手自然放于下腹部前。左右交替，反复各9次。或两手交叉，俯身，用交叉之手套足涌泉穴部，足用力向前伸蹬9次。以上3法，做时均闭气。

（3）饮食禁忌：4月勿食大蒜，5月勿食韭菜。食大蒜令人脱发，发白；食韭菜损心气。

（4）功效：摄养法补心，固心脏。治疗法主要治疗心系疾患，还可治疗脑系疾病。

2. 肺脏导引法

（1）摄养法：秋三月，早起，面向西，自然坐。鸣天鼓七，饮玉泉三，然后闭目塞兑，正身安坐，口引清气吞咽之，意念活动集中于呼吸，自然之白气从口而入，并送入肺中。10~15分钟即可收功。

（2）治疗法：分为六气治法和导引治法两部分，可分别采用，亦可先用六气治法，后用导引治法，合而为之。

①六气治法：吐纳用咽法，仍用自然坐式，坐定之后，放松精神，以鼻引清气，缓缓入于内，意念导引入肺中。稍停，引气从口出，默念“呬”（音同“细”）字。可连续做36遍。然后引起出时，念“呬”字，有声，做30遍。

②导引治法：自然坐式，坐定后，两手掌或手五指分开撑地，缩颈曲脊，双肩向上三拳。然后双手握拳，反拳向后捶背3~5次。做以上几式时，闭气，做完后，气缓而出，闭目，静坐，意守肺脏白色，约15分钟后鼓漱咽液3次，

扣齿27次止，收功。

（3）饮食禁忌：治疗肺病期间，宜食小米、桃，禁食苦味。养生防病，勿食茱萸，八九月多食生姜。

（4）功效：摄养法补肺益气，坚固肺脏。治疗法治疗肺脏疾病。

3. 肾脏导引法

（1）摄养法：冬三月，面向北坐，静坐片刻，安神收心，然后鸣天鼓36次，鼓漱饮玉泉7次。意想太和自然黑气入口，各咽5次。

（2）治疗法：分为六气治法和导引治法两部分，可分别采用，亦可先用六气治法，接着用导引治法，合而为之。

①六气治法：吐纳用吹发。坐定之后，安定形神，然后鼻引太和黑气，意念导引入肾中，稍停，引气从口出，同时念“吹”字，有声30次，无声10次。出入之气均应细缓深长。

②导引治法：自然正坐，两手叉胁，四指向前，拇指向后，身体用力上引15次。

（3）饮食禁忌：10月勿食椒。

（4）功效：摄养法补肾固精，治疗法主要治肾脏及膀胱疾患。

4. 肝脏导引法

（1）摄养法：春三月，每日清晨，东向正坐（自然或盘腿坐式均可），叩齿36次，闭气九息，即深吸9次，吸后稍停，意想自然太和青气入口，并咽之，9次而止。

（2）治疗法：分为六气治法和导引治法两部分，可分别采用，亦可先用六气治法，做完之后，再用导引治法。

①六气治法：吐纳用“嘘”法。坐定之后，安静形神，自然适宜，鼻引清气徐徐而入，意念导引自然青气入肝，稍停，引气从口出。同时念“嘘”字，有声30次，无声10次。出入之气以绵绵若存为妙，不可过急。

②导引治法：坐定之后，两手分别按臂膈部，缓缓转身（左手按右臂臑，右手按左臂臑），左右各35次，或正坐，两手相反，向前伸出，顺势翻手，使掌心向外，15次。

（3）饮食禁忌：正月不食生葱。

（4）功效：摄养法补肝、滋肝、疏肝理气；治疗法主要治疗肝系疾病，肝血亏损。

（三）预防期

心水病预后较差，患者要保持积极乐观平和的心态，规律饮食和生活。能活动的患者，提倡做力所能及的运动，如散步、太极拳等。吕光荣教授认为，气功练习既是一种治疗疾病的方法，又是一种防病养生的方式。所以坚持气功修炼从调身、调气、调神三方面来稳固脏腑、强壮体魄，对心水病患者是一种长期有效的治疗方法。

五、注意事项

吕光荣教授在指导患者练功时提出应注意以下 4 点：①外环境应当相对安静，切不可在看电视或听广播、打电话等情况下运功。②行功时所有的动作应当缓慢，越慢越好。③行功时动作不要过于用力，应当轻柔缓和，如触摸机体时不可用力，接触皮肤即可。④切忌心浮气躁、心有杂念，行功之时应口中数数，形神合一，以免心不守神。虽然气功修炼的功法有很多，但是这 4 条是所有功法练习时都应当注意的，也是吕光荣教授对患者反复强调的。

（李焱风　汤薇　朱珠　钱婧）

主要参考文献

［1］吕光荣，刘楚玉．中医内科证治学［M］．北京：人民卫生出版社，2001.

［2］孙广仁．中医基础理论［M］．北京：中国中医药出版社，2007.

［3］葛均波，徐永健，王辰．内科学［M］．北京：人民卫生出版社，2018.

［4］陈家旭，邹晓娟．中医诊断学［M］．北京：人民卫生出版社，2016.

［5］罗新素．循环系统疾病［M］．北京：人民卫生出版社，2017.

［6］吕光荣．中医心病证治［M］．云南：云南人民出版社，1978.

［7］吕光荣，吴家俊．中国气功辞典［M］．北京：人民卫生出版社，1988.

［8］彭静山原著．彭筱山，王鹏琴整理．眼针疗法［M］．长春：辽宁科学技术出版社，2018.

［9］丁瑞娟．袁海波教授治疗心悸病的辨证思路传承研究［D］．郑州：河南中医药大学，2018.

［10］李雪松．《金匮要略》心水的证治源流研究［D］．武汉：湖北中医学院，2007.

［11］胥骅凌，石宇，周建伟．浅析中医整体观的复杂性科学内涵［J］．世界最新医学信息文摘，2019，19（93）：248-252.

［12］罗诚，吕光荣．吕光荣教授整体对应疗法治疗心系疾病经验介绍［J］．新中医，2003，（11）11：12-13.

［13］匡调元．舌象与体质［J］．中西医结合学报，2004，2（4）：264-287.

［14］李春杰，曹洪欣，余柏林．陈旧性心肌梗死的舌象动态变化研究［J］．中国中医药信息杂志，2003，10（11）：85-56.

[15] 焦启超.冠心病患者舌象变化及临床意义［J］.中西医结合心脑血管杂志，2003，1（1）：62.

[16] 孙怡春.急性心肌梗死舌象变化规律分析［J］.辽宁中医学院学报，2003，5（2）：107.

[17] 李晓东，高秀娟，王蕾.舌诊在冠心病诊治中的应用体会［J］.河北中医，2014（367）：1015-1017.

[18] 徐学功，张理，徐汴玲，等.慢性心衰患者证型及舌象分布特点与心功能分级的相关性研究［J］.北京中医药大学学报，2012，35（5）：312-316.

[19] 赵志宏.不稳定型心绞痛重度心气虚证舌象分析［J］.中国中西医结合心脑血管病杂志，2014，12（2）：241.

[20] 谢晓柳，汪建萍，安冬青.运用中医舌诊理论比较冠心病合并不同疾病患者舌底脉络征象的临床观察［J］.中国中西医结合心脑血管病杂志，2017，15（4）：385-386.

[21] 李锦鸣，吕允，郝敬红，等.吕光荣教授针药并用治疗慢性心衰临床经验探析［J］.针灸临床杂志，2013，29（5）：75-76.

[22] 李诗畅，张慧，于莹，等.丹参饮药理研究及临床应用研究进展［J］.中医药信息，2017，34（5）：117-120.

[23] 陈亚红，刘传鑫，何涛，等.丹参饮治疗糖尿病心肌病的网络药理学研究［J］.中草药，2019，50（5）：1164-1174.

[24] 高俊杰，朱文叶，李益萍，等.丹参饮预处理对心肌缺血/再灌注损伤大鼠的心肌保护作用研究［J］.中西医结合心脑血管病杂志，2019，17（1）：50-54.

[25] 袁渊，蒲清荣，黄锐，等.丹参饮对冠状动脉结扎大鼠心肌缺血的保护研究［J］.现代药物与临床，2017，32（12）：2299-2303.

[26] 张玉昆，冯月男，卞敬琦，等.丹参饮对气虚血瘀模型大鼠的血小板生物学［J］.世界中医药，2019，14（5）：848-851.

[27] 蔡啸静，张秀华，王丰伟.丹参饮治疗慢性肺源性心脏病心力衰竭疗效及对血气指标、心功能的影响［J］.浙江中医杂志，2015，50（8）：

555-556.

[28] 吕光荣. 真心痛的综合治疗研究 [J]. 云南中医学院学报, 1992, 15（3）: 18-21.

[29] 吕光荣. 秦汉时期的气功学（上）[J]. 云南中医学院学报, 1984（2）: 14-17.

[30] 吕光荣. 秦汉时期的气功学（下）[J]. 云南中医学院学报, 1984（3）: 11-15.

[31] 吕光荣. 先秦诸子与气功学 [J]. 云南中医学院学报, 1983（4）: 6-12.

[32] 任北大, 程发峰, 王雪茜, 王庆国. 关于医学气功发展现状的探析 [J]. 山西大同大学学报（自然科学版）, 2019, 35（3）: 47-49, 60.

[33] 顾洁斌, 严冬, 张丽. 吕光荣教授针药气功联合治疗肺胀经验介绍 [J]. 中国民族民间医药, 2019, 28（4）: 75-77.

[34] 刘婷玉. 张忠辉主任医师从水湿痰瘀论治慢性心力衰竭（心水病）经验总结 [D]. 沈阳: 辽宁中医药大学, 2016.

[35] 闫俊德, 闫进德. 药物与气功结合治疗肺心病 [J]. 华北煤炭医学院学报, 1999（1）: 45.

[36] 赵立明, 赵光毅. 气功对心血管功能康复作用的研究 [J]. 中国心血管康复医学, 1995（Z1）: 74-75.

[37] 张传忠, 杜兆义. "气功态"下的心功能变化 [J]. 按摩与导引, 1994（4）: 13-17.

[38] 高林洲, 唐爱玲. 太极拳锻炼对老年人心血管机能影响的探讨 [J]. 蚌埠医学院学报, 1997（6）: 72-73.

[39] 何清位. 传统气功功法对慢性心衰患者康复影响的研究 [J]. 世界最新医学信息文摘, 2017, 17（76）: 166-167.